Der Autor

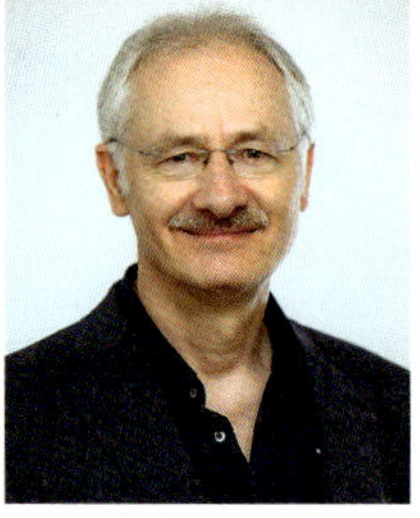

Kontrolliertes Trinken (kT) war in Deutschland bis vor Kurzem ein von Dogmen und Mythen umwehtes Tabuthema. Entweder wurde ein großer Bogen um dieses Thema gemacht oder pauschal behauptet, »Das geht nicht!«. Dass das heute anders ist, verdankt sich v. a. der innovativen Arbeit von Prof. Dr. Joachim Körkel. Er entwickelte die deutschsprachigen kT-Programme (www.kontrolliertes-trinken.de; www.iss-nuernberg.de/kontrollierter-konsum), um Menschen ohne Abstinenzvorsatz auf ihrem Weg der Veränderung zu begleiten.

Prof. Dr. Joachim Körkel ist Professor für Psychologie an der Evangelischen Hochschule Nürnberg und Leiter des Instituts für innovative Suchtbehandlung und Suchtforschung (ISS). Die Entwicklung und Erforschung von Behandlungen zur Reduktion des Konsums von Alkohol und anderen Suchtstoffen ist seit 1999 Schwerpunkt seiner Arbeit. Sein ganz besonderes Interesse gilt den vielfältigen Wegen, die aus der Sucht herausführen– aber auch den Stolpersteinen, die zu Rückfällen führen können. Sein Wissen vermittelt er in der Ausbildung von Ärzten, Psychologen und Sozialpädagogen, und er ist Autor verschiedener Fachbücher.

Gewidmet meinem Sohn Samuel

Prof. Dr. Joachim Körkel

Kontrolliertes Trinken

So reduzieren Sie Ihren Alkoholkonsum

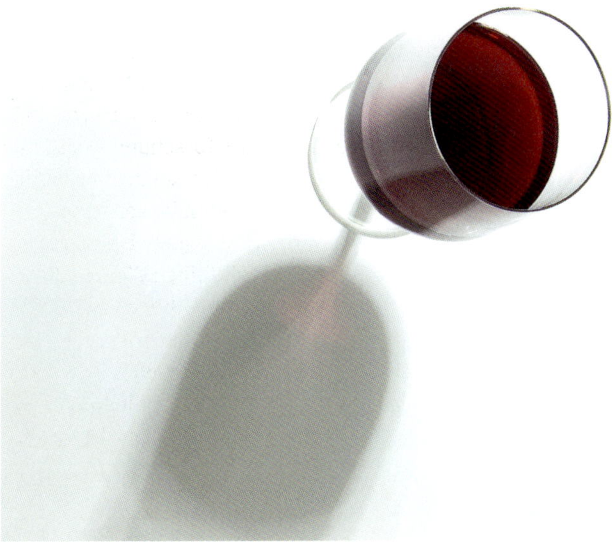

© ykokamoto/stock.adobe.com

TRIAS

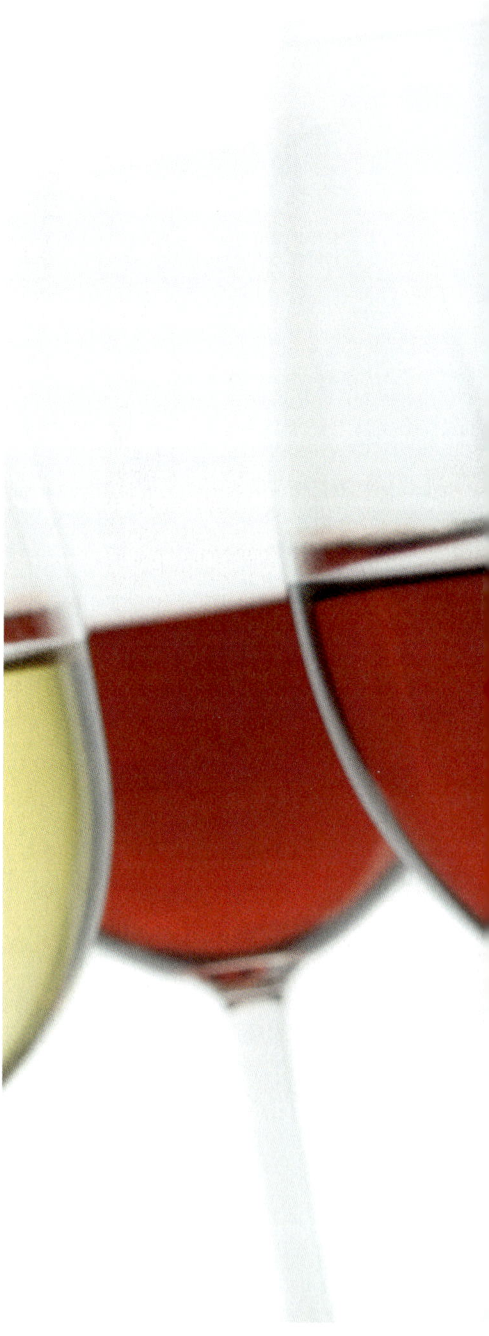

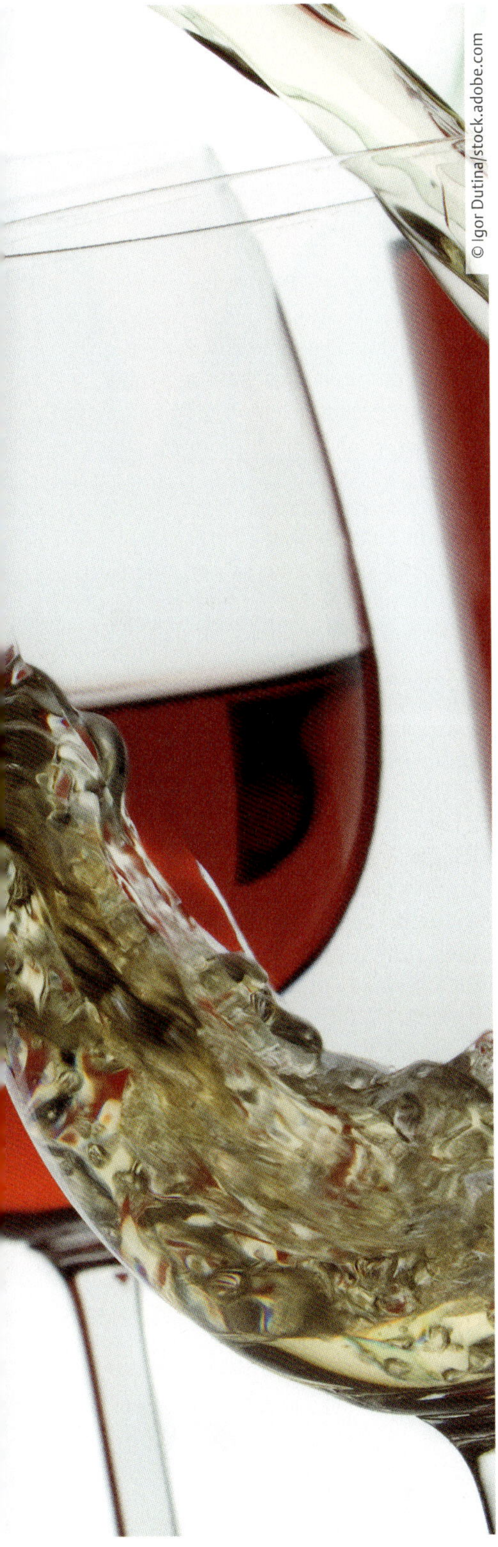

SPECIAL

Liebe Leserin, lieber Leser

Viele Menschen ahnen oder wissen, dass ihnen ihr Alkoholkonsum letztlich nicht guttut und liegen mit dieser Einschätzung völlig richtig: Jeder fünfte erwachsene Deutsche sollte seinen Alkoholkonsum senken, da bereits gesundheitliche oder soziale Schädigungen eingetreten oder über kurz oder lang zu erwarten sind.

Was aber kann man tun, wenn »es mit dem Alkohol zu viel geworden ist«? Bislang lautete die Antwort meist: Keinen Alkohol mehr trinken! Lebenslange Abstinenz ist aber für die meisten Menschen abschreckend, weil sie ohne Alkohol nicht leben wollen oder können.

Der Weg des »selbstkontrollierten« oder kurz »kontrollierten Trinkens« eröffnet neue Perspektiven. Fünfzig Jahre internationaler Forschung haben gezeigt, dass die Rückkehr zu einem gemäßigten Alkoholkonsum nicht bei allen, aber bei vielen möglich ist.

Das vorliegende Buch widmet sich der Frage, für wen der Ansatz des kontrollierten Trinkens infrage kommt und wie der eigene Alkoholkonsum Schritt für Schritt reduziert werden kann. Daneben laden Grundinformationen zum Thema Alkohol (zum Beispiel zur Frage »Ist ein Glas Wein täglich gut für die Gesundheit?«) dazu ein, seinen Alkoholkonsum auf den Prüfstand zu stellen und eigene Schlüsse daraus zu ziehen.

Dieser Ratgeber richtet sich an alle, die sich Gedanken über ihren Alkoholkonsum machen, aber auch an Angehörige, Freunde und Arbeitskollegen, denen der hohe Alkoholkonsum eines nahestehenden Menschen problematisch erscheint. Ärzte und Psychotherapeuten können mit diesem Buch eine weitere Option zur Behandlung der Alkoholprobleme ihrer Patienten kennenlernen und Patienten anregen, sich durch die Lektüre des Buches mit ihrem Alkoholkonsum (ziel-)offen auseinanderzusetzen.

Prof. Dr. Joachim Körkel
Heidelberg und Nürnberg, im September 2020

Ihr Wegweiser durch das Buch

Der vorliegende Ratgeber soll Ihnen selbst, Ihren Angehörigen oder Ihren Patienten helfen, sich mit dem eigenen Alkoholkonsum auseinanderzusetzen, um zu einem gemäßigten Trinkverhalten zurückzufinden. Sie werden in vier Kapiteln und einem Serviceteil (mit weiterführenden Literaturtipps und Adressen) auf Ihrem Weg begleitet.

Buchteil 1: Wie steht es um meinen Alkoholkonsum?

Im ersten Buchteil finden Sie verschiedene Tests, anhand derer Sie prüfen können, wie es mit Ihrem eigenen Alkoholkonsum bestellt ist: Welchen Promillewert erreichen Sie an einem typischen Trinktag? Nehmen Sie so viel Alkohol zu sich, dass auf Dauer körperliche Folgeschäden zu erwarten sind? Sind Sie bereits alkoholabhängig? Angehörige finden einen Test zur sogenannten »Co-Abhängigkeit«, mit dem sie ihre Tendenz, sich selbst in die Alkoholprobleme ihres Partners zu verstricken, prüfen können. Wenn Sie zum Ergebnis gekommen sind, »Ja, ich möchte meinen Alkoholkonsum verändern!«, stellt sich die Frage nach dem Ziel: Möchten Sie einen kontrollierten, gemäßigten Alkoholkonsum oder ein alkoholfreies Leben anstreben? Am Ende des 1. Buchteils können Sie anhand einer Checkliste überprüfen, welches der beiden Ziele für Sie empfehlenswert ist.

Buchteil 2: Ihr Selbsthilfe-Programm – in 10 Schritten zu weniger Alkoholkonsum

Der zweite Buchteil umfasst Ihr Selbsthilfe-Programm. Es beginnt mit der Frage: Was ist unter kontrolliertem Trinken genau zu verstehen? Damit Sie schon an dieser Stelle wissen, »wohin die Reise führt«, sei Folgendes vorweggenommen: Beim selbstkontrollierten Trinken halten Sie Ihren Alkoholkonsum nach von Ihnen selbst festgelegten Regeln in Grenzen. *Sie* bestimmen! Das bedeutet, Sie planen immer für eine Woche im Voraus genau, wie viel Alkohol Sie an jedem der folgenden sieben Tage sowie an allen sieben Tagen zusammen höchstens trinken möchten. Den Hauptteil dieses Buchteils bilden die praktischen Schritte zum Erlernen des kontrollierten Trinkens. In zehn Schritten, die Sie der Reihe nach durchgehen sollten, lernen Sie, Ihren Alkoholkonsum systematisch zurückzuschrauben. Hier finden Sie auch konkrete Anleitungen, wie Sie ein Trinktagebuch führen, sich realistische Obergrenzen für Ihren wöchentlichen Alkoholkonsum setzen, Risikosituationen erkennen und mit Ausrutschern umgehen können, d. h., wenn Sie einmal mehr getrunken haben, als Sie eigentlich wollten.

Buchteil 3: Persönliche Bilanz – wo stehe ich nun und wie geht es weiter?

Im dritten Buchteil können Sie überprüfen, ob Sie nach der Veränderung Ihres Trinkverhaltens dort gelandet sind, wo Sie hinwollten. Haben Sie Ihren Alkoholkonsum so weit in den Griff bekommen, dass Sie und die Ihnen nahestehenden Menschen damit zufrieden sind? Wenn ja: Wie können Sie diesen Erfolg stabilisieren? Wenn nein: Welche Hilfen gibt es für ein Leben ohne Alkohol? Darüber hinaus werden weitere Wege zum kontrollierten Trinken aufgezeigt. Diese reichen von ausführlichen, schriftlichen Anleitungen zum selbstständigen (autodidaktischen) Erlernen des kontrollierten Trinkens bis hin zur Unterstützung in Form von Einzel- oder Gruppengesprächen, die von einer Suchtfachkraft für kontrolliertes Trinken geleitet werden.

Buchteil 4: Wissenswertes rund um das Thema Alkohol

Der vierte und letzte Buchteil vermittelt Ihnen noch einige grundlegende Informationen zum Thema »Alkohol« und »Alkoholkonsum in Deutschland« und beantwortet oft gestellte Fragen, wie etwa: Wie viel darf ich trinken, ohne mich zu schädigen? Oder umgekehrt: Ist ein Glas Wein täglich gut für die Gesundheit? Ab welcher Blutalkoholkonzentration (‰, Promille) ist der Führerschein weg? Und wie viel darf ich höchstens trinken, um noch fahrtüchtig zu sein?

Zum Abschluss des Buches – Wenn Sie mehr wissen wollen ...

Im Service-Teil finden Sie weitergehende Anregungen, um sich mit dem Thema Alkohol und dem kontrollierten Trinken auseinanderzusetzen.

Andreas und Bettina

» Der Alkohol soll unser Leben nicht mehr so stark beeinflussen.

Durch das Buch hindurch begleiten Sie Andreas Meyer und Bettina Reim, die sich beide aufgrund ihres hohen Alkoholkonsums dazu entschieden haben, mithilfe des kontrollierten Trinkens ihre Trinkgewohnheiten zu ändern. Sie erleben beispielhaft, wie die Umstellung ganz konkret abläuft.

Andreas Meyer ist 41 Jahre alt und seit vielen Jahren ganztags als Software-Spezialist in einer größeren Firma beschäftigt. Er lebt mit seiner Frau in finanziell gesicherten Verhältnissen und hat einen kleinen, aber beständigen Freundeskreis. Seit seiner Jugend trinkt er Alkohol und ist es gewohnt, mit Freunden »einen draufzumachen«. Vor fünf Jahren kam es zu einem Stellenabbau in seiner Firma, wodurch seine Arbeitsbelastung deutlich zugenommen hat. Um sein Arbeitspensum bewältigen zu können, bleibt er meistens bis in den Abend in der Firma – und genehmigt sich, nachdem die anderen nach Hause gegangen sind, zur Erleichterung immer mal wieder einen Schluck aus der Cognacflasche. Zu

Hause trinkt er dann noch Bier. Zurzeit konsumiert Andreas täglich bis zu zwei große »Flachmänner« Cognac (je 0,1 l, also insgesamt zehn »einfache« Schnäpse) und zwei Flaschen Bier (= insgesamt 1 l), an manchen Tagen auch mehr. Sein hoher Alkoholkonsum hat Konzentrationsmängel und Fehler bei der Arbeit nach sich gezogen. Außerdem beklagt sich seine Frau inzwischen bitter über seine Reizbarkeit, die immer wieder zu verbalen Auseinandersetzungen führt, die auch schon einmal in körperliche übergegangen sind. All das setzt ihm innerlich zu und er hat Angst, dass es zum Bruch mit seiner Frau kommt: »Meine Frau hat mir schon mehrmals unmissverständlich klargemacht, dass es so nicht weitergehen kann. Mein Alkoholkonsum belastet sie«. Als er von der Möglichkeit des kontrollierten Trinkens hört, ist sein Interesse sofort geweckt – denn »ganz aufhören« kommt für ihn nicht in Frage, aber so weitertrinken wie bisher möchte er auch nicht.

Bettina Reim ist 47 Jahre alt und arbeitet 30 Stunden die Woche in der Lohnbuchhaltung einer Firma. Sie lebt alleine mit ihrem Mann, nachdem der 25-jährige Sohn und die 24-jährige Tochter ausgezogen sind. Ihr Mann ist in der Pharmabranche beschäftigt und beruflich öfters verreist. Bettina trank – abgestoßen vom massiven Alkoholkonsum ihrer Eltern – in ihrer Jugend nur wenig Alkohol, später dann mehr, manchmal sogar bis zur Trunkenheit. Seit dem Auszug der Kinder trinkt sie nun regelmäßig größere Mengen Alkohol. In Gesellschaft ihrer engeren Freundinnen ist es üblich, gemeinsam ein Gläschen Sekt zu trinken, was ihren Alkoholkonsum weiter gefördert hat. Mittlerweile trinkt sie unter der Woche nach der Arbeit, verteilt über den Nachmittag und Abend, zwischen drei und sieben Gläser Sekt (sieben Gläser zu ca. 0,1 l = 0,75 l = eine große Flasche Sekt), manchmal auch größere Mengen »ihres« Kräuterlikörs oder Wein. Wenn ihr Mann zu Hause ist, versucht er ihren Alkoholkonsum einzuschränken. Sie macht sich inzwischen große Vorwürfe, weil sie es nie so weit hatte kommen lassen wollen wie ihre Eltern. »Mein Sohn hat neulich bei einem Telefonat gemerkt, dass ich getrunken hatte, und hat mich direkt darauf angesprochen. Ich habe das abgestritten – und mich furchtbar schlecht dabei gefühlt.« Überhaupt: Sie weiß, dass ihre Kinder mit ihrem Alkoholkonsum nicht einverstanden sind. Als sie sich in alkoholisiertem Zustand eine klaffende Platzwunde zuzieht – sie ist beim Gardinenaufhängen von der Leiter gefallen – und in der Chirurgie der nahe gelegenen Klinik ärztlich versorgt werden muss, nimmt sie dies als letzten Anstoß dafür, etwas gegen ihren ausufernden Alkoholkonsum zu unternehmen: »Plötzlich wurde mir klar, dass der Alkohol mein Leben viel zu stark beeinflusst und mich sogar in Gefahr bringt.« Eine Freundin berichtet ihr, dass sie etwas über ein Programm zum kontrollierten Trinken gelesen habe. Bettina greift diese Anregung auf und entschließt sich, auf diesem Weg etwas gegen ihr Alkoholproblem zu unternehmen.

Ich möchte auch meiner Familie zuliebe weniger trinken.

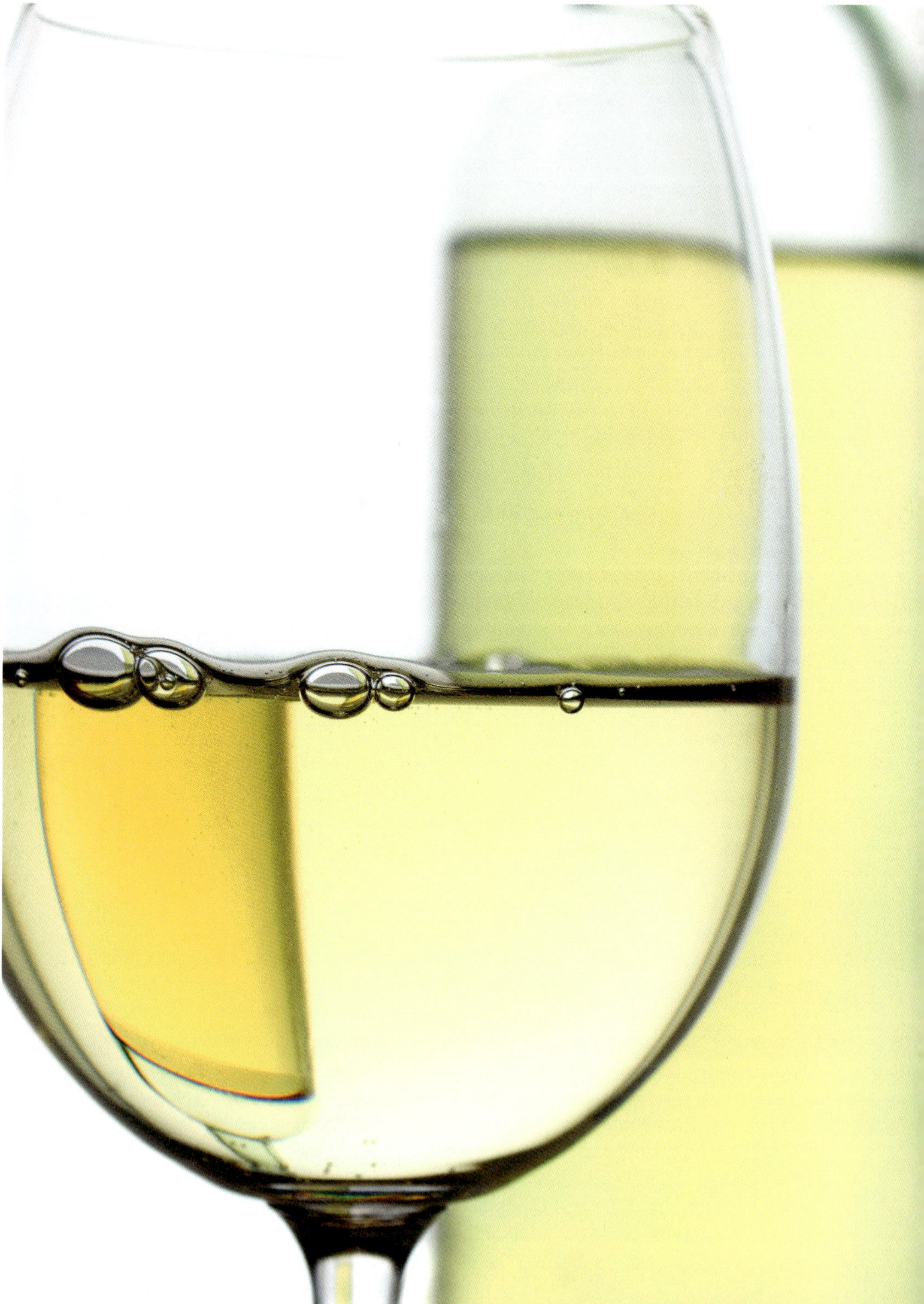

Ist kontrolliertes Trinken meine Methode?

Nehmen Sie Ihren Alkoholkonsum einmal genauer unter die Lupe. Wie viel trinken Sie wirklich? Verschiedene Tests geben Ihnen Aufschluss darüber, wie sehr Sie sich selbst oder andere durch Ihren Alkoholkonsum gefährden. Eine Checkliste am Ende des Buchteils hilft Ihnen bei der Entscheidung, wie es weitergehen soll.

10 Fragen zur Standortbestimmung

Die Weltgesundheitsorganisation (WHO) hat den Fragebogen AUDIT – eine Abkürzung für »Alcohol Use Identification Test« – entwickelt. Er ist ein guter Einstieg, um erste Anhaltspunkte darüber zu erhalten, wie der eigene Alkoholkonsum einzuschätzen ist. Weiß man, wo man steht, können weitere Überlegungen angestellt werden, ob und wie stark man den eigenen Konsum verändern will.

Die zehn Fragen beziehen sich auf die Menge und Häufigkeit des eigenen Alkoholkonsums (Fragen 1–3), Anzeichen einer Alkoholabhängigkeit (Fragen 4–6) und die negativen Folgen des Trinkens (Fragen 7–10). Jede Antwort wird mit einem Punktwert zwischen null und vier versehen (vgl. Fragebogen, oberste Zeile). Wenn man die Punktwerte aller zehn Fragen zusammenrechnet und auf einen Gesamtwert von acht oder mehr kommt, gibt es deutliche Anhaltspunkte dafür, dass man sich selbst oder andere durch den Alkoholkonsum bereits geschädigt hat – oder dies auf Dauer wahrscheinlich ist. Vergleichen Sie zusätzlich die von Ihnen konsumierte Menge mit den ärztlichen Empfehlungen: Männer sollten pro Tag nicht mehr als 20 g Alkohol (= 0,5 l Bier oder 0,2 l Wein oder 3 Schnäpse) zu sich nehmen, Frauen die Hälfte davon. An zwei bis drei Wochentagen sollte gar kein Alkohol getrunken werden.

Fragebogen AUDIT der WHO zum Alkoholkonsum.

Punkte	0	1	2	3	4
1. Wie oft trinken Sie Alkohol?	nie	1-mal im Monat oder seltener	2- bis 4-mal im Monat	2- bis 3-mal die Woche	4-mal die Woche oder öfters
2. Wie viele alkoholische Getränke trinken Sie an einem typischen Trinktag? (1 Getränk entspricht 0,5 l Bier oder 0,2 l Wein oder 3 Schnäpsen)	0,5–1	1,5–2	2,5–3	3,5–4,5	5 oder mehr

Punkte	0	1	2	3	4
3. Wie oft trinken Sie 3 oder mehr alkoholische Getränke zu einem Zeitpunkt, z. B. an einem Abend oder bei einer Feier? (1 Getränk entspricht 0,5 l Bier oder 0,2 l Wein oder 3 Schnäpsen)	nie	seltener als 1-mal im Monat	1-mal im Monat	1-mal in der Woche	täglich oder fast täglich
4. Wie oft können Sie nicht aufhören zu trinken, nachdem Sie damit angefangen haben?	nie	seltener als 1-mal im Monat	1-mal im Monat	1-mal in der Woche	täglich oder fast täglich
5. Wie oft können Sie wegen Ihres Alkoholkonsums Ihren Verpflichtungen nicht nachkommen?	nie	seltener als 1-mal im Monat	1-mal im Monat	1-mal in der Woche	täglich oder fast täglich
6. Wie oft brauchen Sie morgens erst einmal ein Glas Alkohol, um »in die Gänge zu kommen«?	nie	seltener als 1-mal im Monat	1-mal im Monat	1-mal in der Woche	täglich oder fast täglich
7. Wie oft haben Sie wegen Ihres Alkoholkonsums ein schlechtes Gewissen oder Schuldgefühle?	nie	seltener als 1-mal im Monat	1-mal im Monat	1-mal in der Woche	täglich oder fast täglich
8. Wie oft kommt es vor, dass Sie sich nach starkem Alkoholkonsum nicht mehr an bestimmte Dinge erinnern können?	nie	seltener als 1-mal im Monat	1-mal im Monat	1-mal in der Woche	täglich oder fast täglich
9. Haben Sie sich oder eine andere Person schon einmal unter Alkoholeinfluss körperlich verletzt?	nein		ja, aber nicht in den letzten 12 Monaten		ja, in den letzten 12 Monaten

Punkte	0	1	2	3	4
10. Hat sich ein Verwandter, Freund oder Arzt schon einmal Sorgen wegen Ihres Alkoholkonsums gemacht oder Ihnen geraten, weniger zu trinken?	nein		ja, aber nicht in den letzten 12 Monaten		ja, in den letzten 12 Monaten

Auswertung: Addieren Sie die Punktwerte der Fragen 1–10.
Interpretation: Ab acht Punkten gilt Ihr Trinkverhalten als risikoreich bzw. bereits schädigend. Eine Konsumreduktion oder Abstinenz sollte angestrebt werden.

Andreas und Bettina

» Unser Ergebnis hat uns erschreckt: Wir sind beide sehr gefährdet!

»Ich habe Angst, dass sich meine Frau von mir trennt.«

Andreas kommt im AUDIT auf 28 Punkte – ein sehr hoher Wert. Er berichtet: »Ich trinke täglich Alkohol (vier Punkte bei Frage 1), und zwar meistens mehr als zum Beispiel sechs einfache Cognac und zwei Flaschen Bier (drei Punkte bei Frage 2), oft trinke ich sogar mehr als drei Getränke »am Stück« (vier Punkte bei Frage 3). Ich nehme mir immer wieder vor, abends bei der Arbeit nicht mehr als einen meiner »Flachmänner« zu trinken, damit ich nicht müde, lustlos und unkonzentriert werde. Leider gelingt mir das mindestens einmal wöchentlich nicht (drei Punkte bei Frage 4). Ich muss mir außerdem eingestehen, dass ich mindestens einmal pro Woche das, was ich mir vorgenommen habe, wegen meines Alkoholkonsums nicht schaffe (drei Punkte bei Frage 5).

Wenigstens trinke ich morgens keinen Alkohol (null Punkte bei Frage 6), trotzdem plagt mich alle paar Tage das schlechte Gewissen (drei Punkte bei Frage 7). Erinnerungslücken nach Alkoholkonsum (»Blackout«) hatte ich bislang zum Glück nie (null Punkte bei Frage 8). Aber einmal habe ich unter Alkoholeinfluss meine Frau gestoßen und dabei verletzt (sie ist gestürzt), deshalb muss ich mir wohl bei der 9. Frage vier Punkte geben.

Meine Frau hat mir schon öfter gesagt, wie schlimm sie meine Trinkgewohnheiten findet, sie hat auch schon mehrfach damit gedroht, sich von mir zu trennen, wenn es so weitergeht (vier Punkte bei Frage 10).«

Andreas' Werte bei den zehn Fragen zeigen, dass sein Alkoholkonsum ein Ausmaß angenommen hat, das körperliche Schäden erwarten lässt (darauf deuten die Fragen 1–3 hin), dass er Anzeichen von Alkoholabhängigkeit aufweist (Fragen 4–6) und sich bereits negative Folgen seines Trinkens eingestellt haben (Fragen 7–10).

Bettina gibt sich im AUDIT folgende Werte bei den Fragen 1 bis 10:

- »Frage 1: 4 Punkte (Ich trinke täglich.)
- Frage 2: 2 Punkte (Es sind meistens ca. fünf Gläser Sekt zu je 0,1 l [oder Kräuterlikör] = ca. 2,5 Getränkeeinheiten.)
- Frage 3: 0 Punkte (Ich ›trinke nicht durch‹, sondern zwischen dem Alkoholtrinken gibt es auch Stunden ohne Alkohol.)
- Frage 4: 2 Punkte (Hier und da kommt es vor, dass ich abends mehr trinke, als ich eigentlich wollte.)
- Frage 5: 0 Punkte (Ich finde schon, dass ich in meinem Beruf und im Haushalt alles gut schaffe.)
- Frage 6: 0 Punkte (Schon am Morgen brauche ich Gott sei Dank keinen Alkohol als ›Wachmacher‹.)
- Frage 7: 4 Punkte (Ich habe fast täglich Gewissensbisse wegen meines Alkoholkonsums.)
- Frage 8: 0 Punkte (›Blackouts‹ hatte ich noch nie.)
- Frage 9: 4 Punkte (Aber ich bin schon einmal alkoholisiert von einer Leiter gefallen.)
- Frage 10: 4 Punkte (Meine Kinder und mein Mann sorgen sich und kritisieren mein Trinkverhalten.)«

Ich habe mich sogar schon einmal verletzt, weil ich zu viel getrunken habe.

Ihr AUDIT-Gesamtwert beträgt somit 20 – ein ebenfalls sehr hoher Wert, der dringenden Anlass für eine Veränderung bietet, denn körperliche Schädigungen durch ihren Alkoholkonsum sind zu erwarten (Fragen 1–3), Anzeichen einer Abhängigkeit bestehen (Fragen 4–6) und deutliche negative Folgeerscheinungen des Trinkens haben sich bereits eingestellt (Fragen 7–10).

Ermitteln Sie Ihre Trinkmenge

Im zweiten Buchteil wird im Rahmen der zehn Schritte zum kontrollierten Trinken das Trinktagebuch eingeführt, das Sie im Anhang dieses Ratgebers oder unter www.trias-verlag.de/kontrolliertes-trinken bzw. www.kontrolliertes-trinken.de zum Download finden. Wenn Sie dieses Trinktagebuch eine oder mehrere Wochen lang führen oder es – gutes Erinnerungsvermögen vorausgesetzt – rückblickend für die letzte Zeit ausfüllen, können Sie leicht ermitteln, wie viel Alkohol Sie pro Tag durchschnittlich trinken. Wenn Sie gewohnheitsmäßig Tag für Tag in etwa gleich viel trinken, können Sie bereits aus dem Stegreif sagen, wie viel es ist. Ist es mehr als die ärztlich empfohlene maximale Menge (vgl. Abb. Seite 91)? Dann wissen Sie: Ihr Alkoholkonsum birgt auf Dauer körperliche Risiken.

Eine Rückmeldung über die Menge Ihres Alkoholkonsums können Sie sich auch sehr komfortabel kostenlos im Internet unter www.kontrolliertes-trinken.de einholen. Wenn Sie dort unter dem Link »Alkohol-Selbsttest« bei »Grenzwerte« für eine Woche Ihren Alkoholkonsum eingeben, erhalten Sie tages- und wochenbezogen die Grammzahl des zugeführten Alkohols – und eine Rückmeldung, wie Ihr Konsum aus Sicht der WHO und anderer Fachorganisationen zu beurteilen ist. Bettina und Andreas füllen ein Trinktagebuch rückblickend für die letzten sieben Tage aus. Was dabei genau herauskommt, lesen Sie ab Seite 43. An dieser Stelle sei vorweggenommen, dass beide überrascht sind über ihre nun schwarz auf weiß dokumentierten Alkoholmengen, die sie in einer Woche konsumieren. Was sich bereits vom Ergebnis des AUDIT-Fragebogens her angedeutet hat, ist nun »auf den Punkt gebracht«: Sowohl Bettina als auch Andreas überschreiten täglich massiv die Zehn- bis Zwölf-Gramm-Grenze (Frauen) bzw. 20- bis 24-Gramm-Grenze (Männer), die man zur Vermeidung körperlicher oder sozialer Schäden im Auge behalten sollte (vgl. Abb. Seite 91). Alkoholfreie Tage gibt es bei ihnen gar nicht mehr.

Interessant in diesem Zusammenhang ist auch der Tagesverlauf ihrer Blutalkoholkonzentration (BAK). Ihre eigene BAK können Sie anhand der Tabellen im letzten Buchteil abschätzen (s. Seite 96–99). Dazu müssen Sie wissen, wie viel Sie bis zum Zeitpunkt der BAK-Ermittlung (z. B. 23:30 Uhr) getrunken haben (z. B. drei Flaschen Bier = drei »Standardeinheiten«, SE) und über welchen Zeitpunkt Sie Alkohol zu sich genommen haben (z. B. ab 19:30 Uhr).

Tipp

Berechnen Sie für einen typischen Trinktag den Tagesverlauf Ihrer Blutalkoholkonzentration. Vergleichen Sie ihn mit den Grenzwerten (s. Seite 96–99), um zu prüfen, zu welchen Zeiten Sie nicht mehr fahrtüchtig sind.

Sie können sich aber auch auf der zuvor genannten Internetseite Ihre Blutalkoholkonzentration (BAK) berechnen lassen. Geben Sie dazu unter dem Link »Alkohol-Selbsttest« bei »Blutalkoholkonzentration« für zwei Tage ein, zu welcher Uhrzeit Sie was getrunken haben – und Sie erhalten sofort den Verlauf Ihrer BAK in einer Grafik aufbereitet. Zusätzlich wird Ihnen rückgemeldet, welche Gefahren und rechtlichen Konsequenzen Ihre BAK beim Führen eines Kraftfahrzeugs nach sich ziehen könnte.

Falls Sie eine App zur BAK-Berechnung nutzen möchten: Im Internet finden Sie in den App-Stores verschiedene Varianten (z. B. »AlcoDroid«). Greifen Sie auf eine zurück, die auch den Verlauf der BAK abbilden kann, nur so wissen Sie genau, wann Sie wieder fahrtüchtig sind.

Missbrauch oder Abhängigkeit?

Die Weltgesundheitsorganisation (WHO) und die Amerikanische Psychiatrische Vereinigung unterscheiden zwischen schädlichem Alkoholkonsum bzw. Alkoholmissbrauch und Alkoholabhängigkeit. Die Diagnose erfolgt anhand von körperlichen und psychischen Begleiterscheinungen des Trinkens, negativen sozialen Folgen und schließlich der Zwanghaftigkeit des eigenen Handelns.

Diagnose: schädlicher Konsum (Alkoholmissbrauch)

Ein schädlicher oder missbräuchlicher Alkoholkonsum liegt vor, wenn es bereits zu deutlichen negativen Trinkfolgen gekommen ist. Die zwei wichtigsten Diagnosesysteme unterscheiden sich darin, welche Folgen sie betonen:

- Die WHO spricht in ihrem Diagnoseansatz ICD-10 von »schädlichem Alkoholkonsum«, wenn sich beim Konsumenten negative körperliche oder psychische Begleiterscheinungen des Trinkens eingestellt haben (z. B. erhöhte Leberwerte oder depressive Zustände).
- Die Amerikanische Psychiatrische Vereinigung rückt in ihrem Diagnoseverfahren (DSM-IV) die negativen sozialen Folgen des Alkoholkonsums in den Mittelpunkt und geht von »Alkoholmissbrauch« aus, wenn mindestens eine der vier in der Checkliste auf Seite 18 aufgeführten Fragen bejaht wird. Alkoholmissbrauch liegt also vor bei alkoholbedingter Vernachlässigung von Verpflichtungen; Selbst- oder Fremdgefährdung aufgrund von Alkoholisierung; durch Alkohol ausgelösten Gesetzeskonflikten; und/oder zwischenmenschlichen Problemen aufgrund des Alkoholkonsums.

Empfehlung: Prüfen Sie, ob sich Ihr Alkoholkonsum bereits ungünstig auf Ihre körperliche oder seelische Gesundheit (ICD-10) ausgewirkt oder zu sozialen Problemen (DSM-IV) geführt hat. Das eine wie das andere sollte Anlass sein, Ihren Konsum zu überdenken. Es kann auch hilfreich sein, für diese Überlegungen den Hausarzt oder eine andere vertraute Person zurate zu ziehen.

Andreas und Bettina

» Wir wollen unseren Alkoholmissbrauch in den Griff bekommen

Andreas findet für sich Folgendes heraus: »Mein Konsum ist nach DSM-IV offenbar als Alkoholmissbrauch einzustufen, das hätte ich nicht gedacht, aber es stimmt: Meine beruflichen Leistungen haben sich aufgrund meines Alkoholkonsums verschlechtert (Kriterium 1), ich fahre meistens deutlich alkoholisiert von der Arbeit nach Hause (Kriterium 2) und durch mein Trinkverhalten habe ich inzwischen häufig Streit mit meiner Frau (Kriterium 4).«
Bettina schließt aus ihrer Sturzverletzung, dass ihr Alkoholkonsum nach der ICD-10 als »schädlich« einzustufen ist. Sie ist erschrocken: »Nach dem DSM-IV liegt bei mir tatsächlich Alkoholmissbrauch vor, weil ich beim Gardinenaufhängen alkoholisiert war (Kriterium 2) und weil es wegen meines hohen Alkoholkonsums immer häufiger Ärger mit den Kindern und mit meinem Mann gibt (Kriterium 4).«

Checkliste: Ist Ihr Alkoholkonsum missbräuchlich? Beantworten Sie bitte die folgenden Fragen für den Zeitraum der letzten zwölf Monate.

Frage		
1. Sind Sie aufgrund Ihres Alkoholkonsums wichtigen Verpflichtungen nicht nachgekommen? (z. B. nicht bei der Arbeit/in der Ausbildung/in der Schule erschienen oder dort schlechtere Leistungen erzielt; Kinder oder Haushalt vernachlässigt)	ja ☐	nein ☐
2. Waren Sie in gefährlichen Situationen alkoholisiert? (z. B. beim Autofahren, bei der Bedienung von Maschinen, beim Sport)	ja ☐	nein ☐
3. Kamen Sie alkoholbedingt mit dem Gesetz in Konflikt? (z. B. aufgrund alkoholbedingter Beleidigungen oder Handgreiflichkeiten)	ja ☐	nein ☐
4. Haben Sie aufgrund Ihres Alkoholkonsums Probleme mit anderen Menschen gehabt? (z. B. Auseinandersetzungen mit Partnerin, Freunden oder Arbeitskollegen)	ja ☐	nein ☐

Auswertung: Alkoholmissbrauch liegt vor, wenn mindestens eine Frage bejaht wird.

Diagnose: alkoholabhängig

Von einer Alkoholabhängigkeit spricht man bei einer Negativentwicklung, die über Alkoholmissbrauch bzw. schädlichen Konsum hinausgeht. Eine Alkoholabhängigkeit besteht, wenn sich zusätzlich zu den negativen Konsumfolgen eine Art zwanghafte Bindung an Alkohol eingestellt hat: Man braucht den Alkohol, um körperlich und seelisch »zu funktionieren«. Ein einfacher Test, wie abhängig Sie vom Alkohol sind, lautet in diesem Sinne: Lassen Sie ihn »ganz einfach« über längere Zeit weg (Wochen oder Monate – bestimmen Sie selbst) – und schauen Sie, wie gut Ihnen das bekommt und gelingt. Bettina und Andreas können sich nicht vorstellen, »ganz einfach« ein paar Wochen oder gar Monate auf Alkohol zu verzichten – und merken schon daran, dass sie den Alkohol inzwischen zur Alltagsbewältigung brauchen.

Offiziell werden für die Feststellung einer Alkoholabhängigkeit die sechs Diagnosefragen der WHO (ICD-10), die Sie in der folgenden Checkliste vorfinden, herangezogen. Die Fragen der Amerikanischen Psychiatrischen Vereinigung (DSM-IV) zu Alkoholabhängigkeit lauten ähnlich. Wenn Sie drei oder mehr Fragen mit Ja

Checkliste: Sind Sie alkoholabhängig? Beantworten Sie die folgenden Fragen für den Zeitraum der letzten zwölf Monate.

Frage		
1. Spüren Sie öfters einen starken Drang (eine Art unbezwingbares Verlangen), Alkohol zu trinken?	ja ☐	nein ☐
2. Kommt es vor, dass Sie nicht mehr aufhören können zu trinken, nachdem Sie einmal damit angefangen haben?	ja ☐	nein ☐
3. Trinken Sie manchmal, um eine bestehende Übelkeit oder das Zittern (z. B. Ihrer Hände) zu lindern?	ja ☐	nein ☐
4. Brauchen Sie zunehmend mehr Alkohol als früher, um die gleiche Wirkung zu erzielen?	ja ☐	nein ☐
5. Richten Sie den Tag so ein, dass Sie regelmäßig Alkohol konsumieren können oder ändern Sie Tagesabläufe, um Alkohol trinken zu können?	ja ☐	nein ☐
6. Trinken Sie Alkohol, obwohl Sie wissen, dass er Ihnen körperlich, psychisch oder sozial schadet?	ja ☐	nein ☐

Auswertung: Sie sind alkoholabhängig, wenn Sie mindestens drei Fragen mit Ja beantwortet haben.

beantworten, können Sie von einer Alkoholabhängigkeit ausgehen. Eine Alkoholabhängigkeitsdiagnose schließt die Diagnose Alkoholmissbrauch aus bzw. ersetzt sie, d.h. beides kann nicht gleichzeitig vorliegen.

Ob neben einer psychischen auch eine körperliche Abhängigkeit vorliegt, kann man unter anderem am Auftreten von Entzugserscheinungen feststellen. Wenn Sie mindestens zwei der folgenden acht Symptome schon einmal bei sich festgestellt haben, nachdem Sie einige Stunden oder Tage keinen oder weniger Alkohol getrunken hatten, können Sie von einer körperlichen Alkoholabhängigkeit ausgehen:

- Schwitzen, Herzrasen (Puls über 100)
- Zittern der Hände
- Schlaflosigkeit
- Übelkeit oder Erbrechen
- gesteigerte Unruhe, Erregung
- Ängstlichkeit
- Krampfanfälle
- Halluzinationen (z.B. weiße Mäuse sehen oder Stimmen hören)

Andreas und Bettina

» Wir sind erleichtert darüber, noch keine Entzugserscheinungen zu haben.

Andreas bejaht die Fragen 1, 2, 4 und 6 für sich und erfüllt damit vier der sechs Abhängigkeitskriterien.
Bettina stimmt den Fragen 1, 2 und 6 zu (bei Frage 4 ist sie unschlüssig) und erreicht damit einen Punktwert von drei.
Beiden ist somit klar, dass sie offiziell als alkoholabhängig einzustufen sind und ihr Alkoholkonsum über schädlichen oder missbräuchlichen Konsum hinausgeht.
Andreas und Bettina sind jedoch sehr erleichtert darüber, dass sie bei sich bislang keine Entzugssymptome feststellen können.

Wenn Sie körperliche Entzugssymptome aufweisen, ist ein ambulanter oder stationärer Alkoholentzug unter ärztlicher Aufsicht angezeigt. Die Behandlung dauert etwa sieben bis 14 Tage und wird im Regelfall von der Krankenkasse bezahlt.

Da Alkoholabhängigkeit in Deutschland seit 1968 als Krankheit anerkannt ist, ist auch eine Kostenübernahme für die Behandlung der Sucht als solche (und nicht nur ihrer negativen Folgen) möglich. Eine solche Entwöhnungsbehandlung, in der die psychische Abhängigkeit und die sozialen Folgen der Sucht (v.a. auf die Erwerbsfähigkeit) im Mittelpunkt stehen, wird in der Regel von der Deutschen Rentenversicherung finanziert. Die Ent-

WICHTIG

Entzugserscheinungen ernst nehmen

Entzugserscheinungen sind ein sicheres Zeichen für eine Alkoholabhängigkeit. In diesem Fall ist eine Behandlung in Eigenregie nicht mehr sinnvoll. Sie sollten sich vielmehr in ärztliche Behandlung begeben und nicht scheuen, weitere professionelle Hilfe, beispielsweise von einem Psychologen, in Anspruch zu nehmen. Beziehen Sie auch Ihr engstes Umfeld, wie Familienmitglieder und gute Freunde, mit ein. Sie können Ihnen weitere Unterstützung bieten und sollten darüber hinaus auch deshalb über Ihr Alkoholproblem informiert werden, um Sie nicht ungewollt durch Trinkaufforderungen weiter zu gefährden.

wöhnungsbehandlung kann ambulant in Suchtbehandlungsstellen erfolgen (Dauer ca. sechs bis zwölf Monate) oder stationär in Fachkliniken oder Psychiatrischen Kliniken (Dauer ca. acht bis sechzehn Wochen). In Deutschland werden allerdings nur diejenigen Entwöhnungsbehandlungen von den Kostenträgern finanziert, die auf Abstinenz ausgerichtet sind.

Wie lautet Ihr Resümee?

Wenn die Tests einen oder mehrere kritische Werte ergeben haben, ist dies ein Signal, den eigenen Alkoholkonsum zu überdenken. Vielleicht ist das Ergebnis der Tests auch lediglich eine Bestätigung für das, was Sie eigentlich längst wissen: Ihr Alkoholkonsum ist zu hoch. Davon waren Bettina und Andreas schon vor den Tests überzeugt. Jetzt wissen sie allerdings einiges mehr: Dass sie mit einer bedenklichen Blutalkoholkonzentration Auto fahren, ihre Trinkmengen das körperlich risikoarme Maß um ein Vielfaches überschreiten und ihr Alkoholkonsum bereits als Abhängigkeit einzustufen ist. Für Bettina und Andreas sind diese Ergebnisse eine Bestärkung, etwas gegen ihr ausuferndes Trinken zu tun.

Wenn auch Sie nun eine Änderung Ihres Alkoholkonsums ins Auge fassen, haben Sie im Wesentlichen zwei Möglichkeiten: weniger bzw. seltener trinken oder zu einem alkoholfreien Leben übergehen. Der letzte Abschnitt dieses ersten Buchteils liefert Ihnen Anhaltspunkte für Ihre Entscheidung zwischen diesen beiden Zielen – des kontrollierten Trinkens oder der Abstinenz.

Trinkt Ihr Partner, Freund oder Kollege zu viel?

Möglicherweise lesen Sie dieses Buch nicht, weil Sie sich Sorgen um Ihren eigenen Alkoholkonsum machen, sondern um den Ihres Partners, eines Familienmitglieds, Freundes oder Arbeitskollegen. Haben Sie sich möglicherweise in die Sucht dieses Menschen verstrickt?

Man spricht in diesem Falle von Co-Abhängigkeit. Dieser Begriff meint, dass man selbst unter der Sucht leidet, indem man immer mehr – und trotzdem erfolglos – Kraft aufwendet, einen nahestehenden Menschen von seiner Sucht zu befreien.

Ob Sie selbst eine Neigung in diese Richtung aufweisen, können Sie dem folgenden Selbsttest entnehmen. Der Test ist nicht wissenschaftlich abgesichert, kann Ihnen aber Anhaltspunkte liefern, ob Sie in die Sucht eines anderen Menschen verstrickt sind. Die Wahrscheinlichkeit dafür ist umso höher, je mehr Ja-Antworten Sie geben.

Checkliste: Sind Sie co-abhängig? Die folgende Checkliste gibt Ihnen Anhaltspunkte, ob Sie zur Co-Abhängigkeit neigen.

Frage	Antwort	
Haben Sie schon häufiger zu Hause mit ihm getrunken, damit er nicht in der Kneipe versackt?	ja ☐	nein ☐
Fühlen Sie sich stark, wenn Ihr Partner sich schwach fühlt?	ja ☐	nein ☐
Werden Sie von der Verwandtschaft oder der Nachbarschaft gelobt, weil Sie so tapfer sind?	ja ☐	nein ☐
Fühlen Sie sich zum Lügen und Decken von Unregelmäßigkeiten gezwungen, weil Sie Ihren Partner nicht ausliefern wollen?	ja ☐	nein ☐
Hängen Ihre Gefühle sehr stark von der Situation des Partners ab?	ja ☐	nein ☐
Kümmern Sie sich um alles, weil Ihr Partner es nicht mehr kann?	ja ☐	nein ☐
Haben Sie Angst, Ihr Partner könnte aggressiv werden, wenn Sie mit ihm über Alkohol sprechen?	ja ☐	nein ☐

Frage	Antwort	
Vermeiden Sie es, mit anderen Leuten über das Trinkproblem Ihres Partners zu sprechen?	ja ☐	nein ☐
Haben Sie Ihrem Partner schon einmal mit Scheidung gedroht, weil er so viel trinkt?	ja ☐	nein ☐
Ärgern Sie sich, weil Ihr Partner Ihre Ermahnungen nicht ernst nimmt?	ja ☐	nein ☐
Wünschen Sie sich manchmal den Tod des Partners?	ja ☐	nein ☐
Haben Sie häufiger das Gefühl, dass Sie gegen Ihren trinkenden Partner machtlos sind?	ja ☐	nein ☐
Haben Sie schon häufiger Drohungen, die Sie Ihrem Partner gegenüber ausgesprochen haben, nicht wahr gemacht oder vergessen?	ja ☐	nein ☐
Haben Sie das Gefühl, dass der Alkohol eine immer wichtigere Rolle in Ihrer Partnerschaft spielt?	ja ☐	nein ☐
Übernehmen Sie zunehmend Aufgaben, die eigentlich Ihr Partner noch ausführen könnte?	ja ☐	nein ☐
Nehmen die Trennungsgedanken zu oder feste Formen an?	ja ☐	nein ☐
Sind Sie in letzter Zeit häufiger deprimiert und verzweifelt, weil sich am Trinkverhalten des Partners nichts ändert?	ja ☐	nein ☐
Sind Sie wegen psychosomatischer Beschwerden in ärztlicher Behandlung?	ja ☐	nein ☐
Wissen Sie manchmal nicht, woher Sie das Geld für den Haushalt nehmen sollen?	ja ☐	nein ☐
Wechseln Ihre Gefühle für den Partner häufiger zwischen tiefem Hass und großer Liebe?	ja ☐	nein ☐
Haben Sie das Gefühl, dass Ihr Partner noch tiefer abrutscht, wenn Sie ihn verlassen?	ja ☐	nein ☐
Wissen Sie nicht mehr, wie es weitergehen soll, weil Sie so verzweifelt sind?	ja ☐	nein ☐

Für Menschen, die zur Co-Abhängigkeit neigen, gibt das Akronym KLAR eine gute Orientierung:

K = Konsequent sein. Überlegen Sie, was Sie am Verhalten des Betroffenen nicht mehr mitmachen möchten (z. B. als Arbeitskollege seine alkoholbedingten Leistungsverschlechterungen durch eigene Mehrarbeit »aufzufangen«) – und halten Sie dies konsequent ein. Werden Sie nicht schwach bei Beteuerungen, dass »alles anders wird« und lassen Sie sich nicht durch Mitleid davon abbringen.

L = Loslassen. Lassen Sie los von Bestrebungen, das Suchtproblem für den Betroffenen eindämmen oder lösen zu wollen. Das Suchtproblem kann nur er selbst in den Griff kriegen. Sorgen Sie sich stattdessen um Ihr eigenes Wohlergehen: Lassen Sie zum Beispiel als Partnerin alte Hobbys aufleben, treffen Sie sich mit Bekannten, gönnen Sie sich etwas Schönes.

A = Abgrenzen. Versuchen Sie nicht länger, Ihren Partner mit allen Raffinessen vom Trinken abzuhalten, seine Alkoholvorräte zu beseitigen und sein Verhalten vor anderen zu rechtfertigen. Auch wenn der Betroffene weiter »Mist baut« – überlassen Sie ihm die Verantwortung dafür, so schwer Ihnen das auch fallen mag. Erinnern Sie sich immer wieder daran, dass Sie für die Sucht des anderen keine Verantwortung tragen. Nur der Betroffene selbst kann das Problem lösen.

R = Reden. Sprechen Sie mit dem Betroffenen – wenn er nüchtern und ansprechbar ist. Machen Sie ihm keine Vorhaltungen. Sagen Sie ihm stattdessen, dass Sie ihn mögen bzw. lieben, wie Sie seinen Alkoholkonsum erleben und wie dieser sich auf Sie auswirkt – und was Sie in Zukunft nicht mehr (mit) machen werden, um selbst nicht länger unter dem Alkoholkonsum zu leiden.

Das hört sich alles ganz einfach an – ist es aber nicht. Auch Co-Abhängige brauchen oft Jahre, um sich aus der Sucht einer nahestehenden Person zu lösen. Sehr hilfreich kann hier der Anschluss an eine Selbsthilfegruppe sein, wie die der Al-Anon oder andere Selbsthilfegruppen, die Angebote für Angehörige anbieten (s. Serviceteil am Ende des Buches).

Bettinas Mann Klaus

» Ich bin gefährdet, co-abhängig zu werden.

Bettinas Mann Klaus, der immer wieder – letztlich erfolglos – versucht hat, den Alkoholkonsum seiner Frau einzudämmen, hat die Fragen für sich beantwortet und eine ganze Reihe von ihnen bejaht (Fragen 4, 5, 8, 10, 12, 13, 14, 15 und 21). Er stellt fest: »Ich habe Angst davor, dass es nicht mehr lange dauert, bis ich auch bei den anderen Fragen ein Ja ankreuzen muss.«

Kontrolliertes Trinken oder Alkoholabstinenz?

Wenn Sie Ihren Umgang mit Alkohol ändern möchten, ist als erstes die Frage zu beantworten, ob Sie Ihren Alkoholkonsum reduzieren oder ganz alkoholfrei leben möchten. Was spricht für das eine und was für das andere? Welches Ziel ist für Sie realistisch?

Checkliste zur Zielentscheidung

Die folgenden Fragen sollen Ihnen dabei helfen, die richtige Entscheidung für Ihren zukünftigen Umgang mit Alkohol zu treffen. Kreuzen Sie die Aussagen an, die auf Sie zutreffen, und lesen Sie die anschließenden Erläuterungen.

Leben Sie zufrieden alkoholabstinent?

Wenn Sie ein Alkoholproblem durch eine alkoholfreie Lebensweise bereits zufriedenstellend überwunden haben oder aus religiösen, gesundheitlichen oder anderen persönlichen Gründen überhaupt keinen Alkohol trinken, sollten Sie diesem Weg treu bleiben. Denn: Bei ehemals Alkoholabhängigen erhöht ein erneuter Alkoholkonsum die Wahrscheinlichkeit, in alte Konsumgewohnheiten zurückzufallen. Verfahren Sie also nicht nach dem sprichwörtlichen Motto »Wenn es dem Esel zu wohl wird, geht er aufs Eis.« Und: Ob ehemals alkoholabhängig oder nicht – wer ganz ohne Alkohol lebt, tut seinem Körper damit auf jeden Fall einen Gefallen und kann nichts falsch machen.

Sind Sie alkoholabhängig?

Wenn Sie alkoholabhängig sind, ist der Übergang zu einem alkoholfreien Leben eine gute Option. Zu empfehlen ist in diesem Fall, Kontakt zu einer Suchtberatungsstelle aufzunehmen, um abzuklären, welche Schritte Sie unternehmen können, um ein Leben ohne Alkohol in Angriff zu nehmen. Manche Menschen schaffen das aus eigener Kraft, andere benötigen Hilfe (ambulante/stationäre Alkoholentgiftung, Selbsthilfegruppen, ambulante/stationäre Entwöhnung).

Sind Sie schwanger oder planen Sie eine Schwangerschaft?

Während Schwangerschaft und Stillzeit sollten Sie keinen Alkohol trinken.

Es gibt keine Alkoholmenge, die von einer schwangeren Frau konsumiert für die gesunde Entwicklung des heranwachsenden Kindes gefahrlos wäre. Alkoholkonsum in der Schwangerschaft erhöht die Wahrscheinlichkeit, dass das werdende

Kind irreparable organische, intellektuelle, motorische und psychische Schäden erleidet (z.B. Hirnschäden und Wachstumsstörungen). Diese Schädigungen können sehr massiv und sofort sichtbar sein (Alkoholembryopathie, in Deutschland bei ca. 2200 Kindern pro Jahr), aber auch bei weniger ausgeprägter Form die gesamte persönliche Entwicklung einschneidend beeinträchtigen (Alkoholeffekte).

Die Empfehlung lautet deshalb: Trinken Sie keinen Alkohol, wenn Sie eine Schwangerschaft planen oder bereits schwanger sind. Als werdender Vater können Sie Ihre Partnerin in deren Alkoholabstinenz unterstützen, indem Sie selbst keinen Alkohol trinken oder Ihren Alkoholkonsum einschränken.

Nebenbei bemerkt: Sollte Ihnen – als Frau oder Mann – der Verzicht auf Alkohol in der Zeit der Schwangerschaft schwerfallen, ist dies ein deutlicher Hinweis auf eine Abhängigkeit, die Sie in Bezug auf Alkohol entwickelt haben.

Stillen Sie Ihr Kind?

Nicht nur vor der Geburt, sondern auch beim Stillen kann der von der Mutter getrunkene Alkohol die Organe des Kindes erreichen und sie schädigen. Deshalb gilt auch für die Stillzeit: Am besten gar keinen Alkohol trinken. Auf jeden Fall sollten Sie aber nur so wenig Alkohol bzw. in solchem Abstand vor dem Stillen trinken, dass er bis zum Stillen abgebaut ist. Wie viel Zeit Sie für den Alkoholabbau einplanen sollten, können Sie der Tabelle im hinteren Buchteil entnehmen (s. Seite 96–99).

Sind bei Ihnen körperliche Erkrankungen bzw. Organschädigungen eingetreten?

Sind Sie erkrankt oder sind Organe Ihres Körpers bereits geschädigt? Dann könnte Alkohol zu einer Verschlechterung Ihres körperlichen Zustands führen. Zu den »alkoholempfindlichen« Organen (und ihren Schädigungen) gehören unter anderem:

- Leber: Leberentzündung (Hepatitis), Leberverhärtung (Leberzirrhose), Leberkrebs (malignes Hepatom)
- Speiseröhre: Krampfadern der Speiseröhre (Varizenblutungen), Speiseröhrenkrebs (Ösophaguskarzinom)
- Magen: Magenschleimhautentzündung (Gastritis), Magengeschwür (Magenulkus)
- Bauchspeicheldrüse: Bauchspeicheldrüsenentzündung (Pankreatitis)
- Herz: Herzmuskelschwäche (Kardiomyopathie)
- Nerven: Nervenentzündung (Polyneuropathie)
- Gehirn: z.B. psychoorganisches Syndrom

Einem Fortschreiten dieser Erkrankungen können Sie am besten entgegenwirken, indem Sie sich für eine alkoholfreie Lebensweise entscheiden.

Nehmen Sie Medikamente, die nicht zusammen mit Alkohol eingenommen werden sollten?

Manche Medikamente, wie etwa Schlaf- und Beruhigungsmittel, verändern ihre Wirkung unter dem Einfluss von Alkohol. Er kann die Wirkungsweise dieser Medikamente verringern oder steigern. Oft ist die Stärke der Wechselwirkung zwischen Alkohol und Medikamenten nicht vorhersagbar, weil sie stark von der körperlichen und seelischen Verfassung des Einzelnen abhängt. Es ist deshalb besser, keinen Alkohol zu trinken, wenn Sie dauerhaft auf ein Medikament angewiesen sind, das Wechselwirkungen mit Alkohol eingeht. Dem Beipackzettel des Medikaments können Sie entnehmen, ob eine derartige Wechselwirkung zu erwarten ist. Im Zweifel sollten Sie immer Rücksprache mit Ihrem Arzt oder Apotheker halten.

Ist es bei Ihnen durch Alkoholkonsum immer wieder zu unbedachtem Verhalten gekommen?

Ist es schon passiert, dass Sie sich oder andere durch Ihren Alkoholkonsum in Gefahr gebracht oder sogar geschädigt haben? Kam es zum Beispiel schon öfter vor, dass Sie unter Alkoholeinfluss Auto gefahren oder gewalttätig geworden sind oder andere Dinge getan haben, die Sie anschließend bereut haben? Oder stellen sich bei Ihnen nach Alkoholkonsum manchmal Angstzustände, Depressionen oder andere Begleitzustände ein? Dann wäre eine gute Option, gar keinen Alkohol mehr zu trinken. Mit »klarem Kopf« fällt es nämlich erfahrungsgemäß leichter, Vorsicht walten zu lassen und unbedachte Handlungen zu unterlassen.

Lebt eine Ihnen nahestehende, ehemals alkoholabhängige Person abstinent und wünscht sich dies auch von Ihnen?

Wenn Ihr Partner oder eine andere Ihnen nahestehende Person ein Alkoholproblem durch Abstinenz gemeistert hat, kann es eine Hilfe für diesen Menschen sein, wenn auch Sie keinen Alkohol trinken – nicht zuletzt dann, wenn sie sich das wünscht. Ziehen Sie deshalb in Erwägung, gemeinsam einen abstinenten Weg zu gehen. Auf diese Weise stabilisieren Sie nicht nur die Abstinenz des Ihnen nahestehenden Menschen, sondern können auch Ihr eigenes Alkoholproblem überwinden.

Haben Sie bereits an einer Behandlung zum kontrollierten Trinken teilgenommen und nicht den gewünschten Erfolg erzielt?

Wenn Sie schon einmal eine Behandlung zum kontrollierten Trinken absolviert haben und sich nicht der erhoffte Erfolg eingestellt hat, ist möglicherweise die vollständige Alkoholabstinenz für Sie der bessere Weg.

So werten Sie Ihr Ergebnis aus: Haben Sie eine oder mehrere der zuvor genannten Fragen bejaht? Dann ist für Sie eine alkoholfreie Lebensweise eine gute Wahl. Wer sich von vornherein für ein alkoholfreies Leben entscheidet, benötigt kein Programm zum kontrollierten Trinken.

Wenn Sie kein Leben ohne Alkohol führen möchten oder merken, dass Sie mit dem gänzlichen Alkoholverzicht »nicht klarkommen«, kann für Sie das gezielte Erlernen des kontrollierten Trinkens eine gute Wahl sein. Darum geht es im nächsten Buchteil.

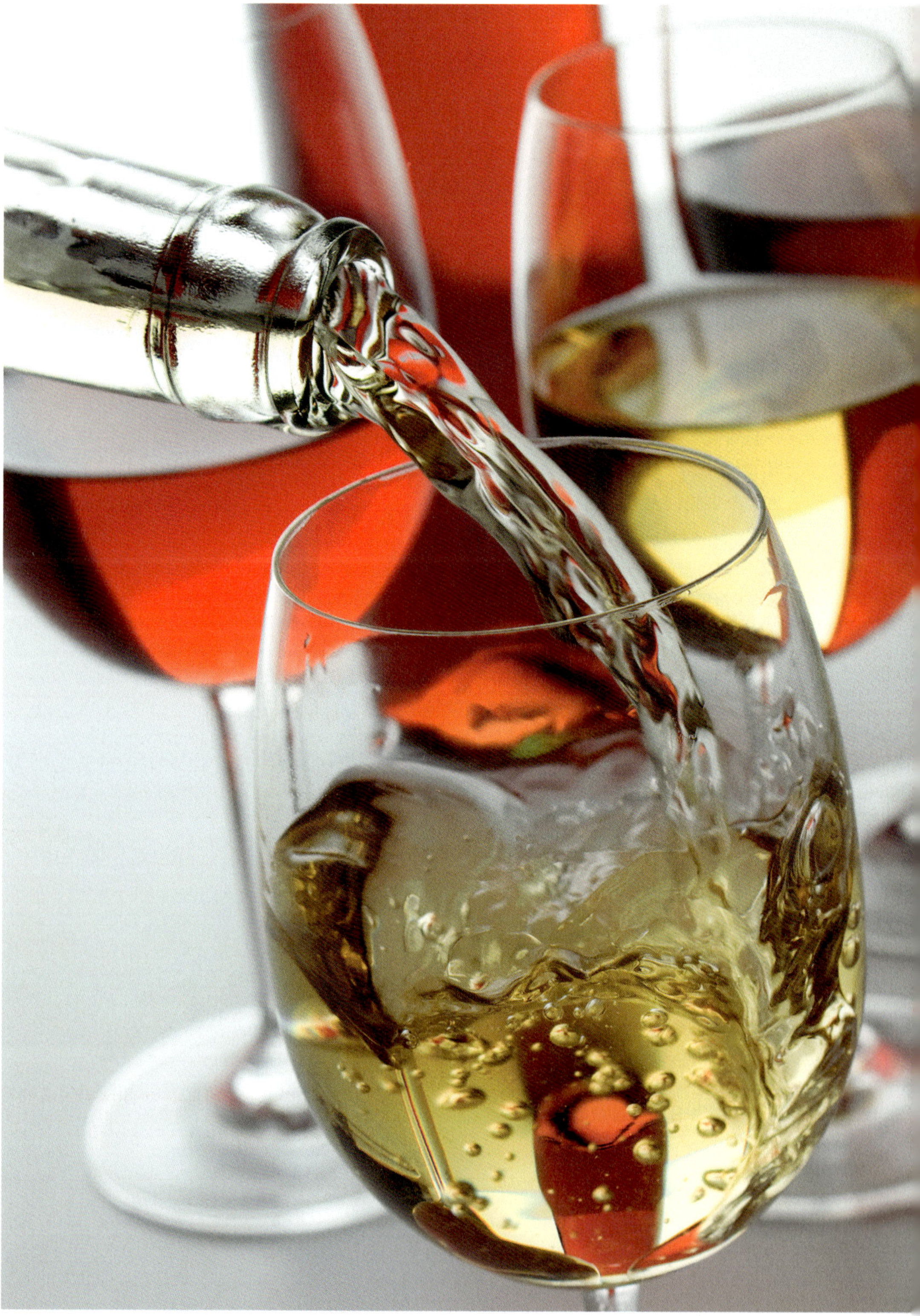

Ihr 10-Schritte-Selbsthilfe-Programm

Das Besondere am kontrollierten Trinken ist: Niemand sagt Ihnen, wie viel Sie trinken dürfen. Sie legen selbst fest, wie viel Sie trinken wollen. Lesen Sie im Folgenden, wie das Selbsthilfe-Programm Schritt für Schritt funktioniert.

Was ist kontrolliertes Trinken?

Kontrolliertes Trinken – genauer gesagt: selbstkontrolliertes Trinken – bedeutet, sich selbst klare Grenzen für den eigenen Alkoholkonsum zu setzen und diese auch einzuhalten. Wenn Sie kontrolliert trinken, richten Sie Ihr Trinkverhalten an einem zuvor durch Sie selbst aufgestellten Plan aus.

Sinnvoll ist es, wenn Sie sich in einem Konsumplan für jede Woche drei Ziele festlegen:

1. Die Anzahl an Tagen, an denen Sie sich vornehmen, überhaupt keinen Alkohol zu trinken.
2. Die maximale Alkoholmenge an Tagen, an denen Sie Alkohol zu sich nehmen möchten.
3. Die maximale Alkoholmenge aller Tage über die ganze Woche hinweg (Gesamtkonsum).

Andreas und Bettina

» Wir hatten ein völlig falsches Verständnis vom kontrollierten Trinken.

Bettina und Andreas dachten von sich – als sie von einem Programm zum kontrollierten Trinken hörten –, dass sie schon in früheren Zeiten kontrolliert getrunken hätten. Sie meinten damit Folgendes:
Bettina: »Ich verstand unter ›kontrolliertem Trinken‹, nur ab und zu etwas zu trinken und dann auch nicht bis zur Trunkenheit.« Andreas dachte Ähnliches: »Ich habe kontrolliertes Trinken als ›ganz normal trinken wie die anderen auch‹ verstanden, sozusagen ›gepflegt‹ ein oder zwei Bier oder Cognac trinken, aber nicht so viel, dass ich Probleme bei der Arbeit oder in der Familie bekomme.«
Sowohl Bettina als auch Andreas hatten damit nur ein vages Verständnis von dem, was kontrolliertes Trinken wirklich ist.

Orientieren Sie sich bei der Wahl Ihrer Ziele immer an Ihrem bisherigen Trinkverhalten. So können Sie realistisch einschätzen, auf wie viel Alkohol Sie wirklich verzichten können, ohne sich gleich zu überfordern. Ziele, die Sie auch erreichen können, motivieren und bestärken Sie! So könnte zum Beispiel Bettina die Reduktion von fünf Gläsern Sekt täglich auf drei eher schaffen als eine von fünf auf eins, auch wenn mit drei Gläsern Sekt (= 30 g Alkohol) ihr Risiko einer gesundheitlichen Schädigung weiterhin deutlich erhöht ist (vgl. Abb. Seite 91). Wichtig ist es, sich Obergrenzen zu setzen, die ermutigen und nicht entmutigen. Die Wochenziele müssen im eigenen Lebensalltag umsetzbar sein – sonst sind Enttäuschungen vorprogrammiert.

Beim kontrollierten Trinken sollten Sie neben der Alkoholmenge auch einige Rahmenbedingungen des Konsums individuell festlegen. So minimieren Sie Risikofaktoren, die Sie zu mehr Konsum verleiten könnten, als Sie sich vorgenommen haben. Dazu können gehören:

- die Trinkzeit (z.B. erst ab 18 Uhr),
- der Trinkort (z.B. nicht dort, wo man bisher bevorzugt getrunken hat),
- das soziale Umfeld (z.B. nicht alleine),
- die Getränkereihenfolge (z.B. vor jedem alkoholischen ein großes nichtalkoholisches Getränk konsumieren),
- die Trinkgeschwindigkeit (z.B. nicht mehr als 8–10 g Alkohol pro Stunde, sodass sich Alkoholaufnahme und -abbau die Waage halten).

Entscheidend ist es, das richtige Maß an Trinkregeln herauszufinden: Nicht zu wenige, aber auch nicht zu viele. Wie Bettina und Andreas diese Anregungen für sich umsetzen, wird in den nächsten Abschnitten beschrieben.

Wenn Sie das kontrollierte Trinken systematisch erlernen, können Sie auf gute Erfolge hoffen – egal, ob Sie die Methode in Eigenregie oder mit Unterstützung einer Fachkraft für kontrolliertes Trinken anwenden. Die vorliegenden Forschungsübersichten kommen zum Ergebnis, dass Programme zum kontrollierten Trinken

- zu einer deutlichen Reduzierung der Trinkmenge und der alkoholbezogenen Folgeprobleme führen,
- wirksam bei Alkoholmissbrauch und Alkoholabhängigkeit sind,
- mindestens die gleichen Erfolgsquoten wie abstinenzorientierte Behandlungen aufweisen – und dies auch noch Jahre nach Behandlungsende,
- keine höheren Rückfallquoten als Abstinenzbehandlungen nach sich ziehen.

Die Erfahrung zeigt: Zwei Drittel aller, die an einem Programm zum kontrollierten Trinken teilnehmen, schaffen es, ihren Alkoholkonsum drastisch zu reduzieren – um durchschnittlich 30–60 Prozent. Einige Teilnehmer (je nach Studie zwischen 10 und 30 Prozent) entscheiden sich letztlich sogar für ein alkoholfreies Leben – weil sie feststellen, dass ihnen die Umsetzung des kontrollierten Trinkens nicht gelingt oder sie sich mit einem klaren Nein (»Kein Alkohol mehr – Schluss damit!«) leichter tun. Bei ihnen war die Etappe des kontrollierten Trinkens eine wichtige Erfahrung und Brücke zur Abstinenz. Nutzen auch Sie die Chance, mit dem Programm zum kontrollierten Trinken den eigenen Konsum entweder deutlich oder sogar auf 0 zu reduzieren. Beide Ziele sind möglich.

10 Schritte zum kontrollierten Trinken

Manche Menschen, die sich zur Reduktion ihres Alkoholkonsums entschieden haben, versuchen ihren Entschluss radikal umzusetzen. Sie nehmen sich zum Beispiel vor, unter der Woche gar keinen Alkohol mehr zu trinken. Jedoch ist besonders bei hohem und gewohnheitsmäßigem Alkoholkonsum bei den meisten aber nach einer kurzfristigen Besserung alles wieder beim Alten. Deshalb sollten Sie Ihren Alkoholkonsum systematisch herunterschrauben.

In internationalen Programmen und Studien haben sich zehn Schritte als hilfreiche Etappen hin zum kontrollierten Trinken erwiesen. Im Folgenden werden Ihnen die Schritte genau erklärt. Im ersten Schritt führen Sie sich in einer Art Pro- und Kontraliste die angenehmen und weniger angenehmen Seiten Ihres bisherigen Alkoholkonsums vor Augen. So können Sie besser einschätzen, wo Sie vom Alkohol profitieren und wo er Ihnen schadet.

Tipp

Das eigene Trinkverhalten zu verändern braucht Zeit. Stellen Sie sich auf etwa zehn Wochen ein, bis Sie das gesamte 10-Schritte-Programm durchlaufen haben.

WICHTIG

10 Schritte zum kontrollierten Trinken

1. Ziehen Sie Bilanz bezüglich Ihres Alkoholkonsums.
2. Schaffen Sie sich günstige Rahmenbedingungen zur Reduktion Ihres Alkoholkonsums.
3. Informieren Sie sich zum Thema Alkohol.
4. Führen Sie ein Trinktagebuch.
5. Legen Sie wochenweise Ihre Reduktionsziele fest.
6. Wählen Sie geeignete Strategien zum Erreichen Ihrer Ziele aus.
7. Finden Sie Ihre Risikosituationen heraus – und dramatisieren Sie »Ausrutscher« nicht.
8. Planen Sie Freizeit ohne Alkohol.
9. Wählen Sie Alternativen zum Alkohol, um Belastungen auszugleichen.
10. Planen Sie, wie Sie Ihr neues Trinkverhalten auf Dauer beibehalten.

1. Ziehen Sie Bilanz

Sie beschäftigen sich mit Ihrem Alkoholkonsum. Das zeigt, dass Sie bereits die negativen Seiten des Trinkens zu spüren bekommen haben. Genau deshalb möchten Sie etwas ändern. Andererseits »hängen Sie« am Alkohol – sonst würden Sie ja nicht trinken. Es ist deshalb wichtig, dass Sie die Vor- und Nachteile gegenüberstellen und abwägen. Erst wenn in dieser Bilanz die Nachteile überwiegen, haben Sie eine gute Ausgangsbasis für eine Veränderung. Sonst ist die Gefahr groß, dass Sie nur halbherzig mit der Reduktion beginnen oder sie bald wieder abbrechen. Die Positiv-Negativ-Bilanz können Sie mithilfe eines Vier-Felder-Schemas ziehen. Füllen Sie die vier Felder aus, schlafen Sie eine Nacht darüber und schauen Sie sich am nächsten Tag das Ergebnis nochmals an. So können Sie Ihren Alkoholkonsum aus vier Blickrichtungen betrachten: Welche Vor- und Nachteile habe ich, wenn ich mein Trinkverhalten ändere? Und korrespondierend: Welche Vor- und Nachteile bringt es mit sich, wenn ich es nicht ändere? Die folgenden Tabellen zeigen, welche Bilanz Andreas und Bettina für sich ziehen.

Andreas überlegt sich: Welche Vorteile und Nachteile habe ich durch eine Änderung meines Alkoholkonsums?

Was sind die Vorteile, wenn ich mein Trinkverhalten ändere?	Was sind die Nachteile, wenn ich mein Trinkverhalten NICHT ändere?
- bin konzentrierter und leistungsfähiger bei der Arbeit - fühle mich körperlich besser (abends nicht mehr so schlapp) - verstehe mich besser mit meiner Frau (kein Streit mehr wegen des Trinkens) - kann wieder in den Spiegel schauen (keine Selbstvorwürfe mehr) - kann wieder ohne Gefahr Auto fahren	- meine Frau trennt sich über kurz oder lang von mir - verliere wohl meinen Job - verliere irgendwann den Führerschein - schlimmere Magenbeschwerden - werde noch stärker alkoholabhängig und sacke irgendwann total ab
Was sind die Vorteile, wenn ich mein Trinkverhalten NICHT ändere?	**Was sind die Nachteile, wenn ich mein Trinkverhalten ändere?**
- kann mit den Freunden bechern - ertrage den Stress bei der Arbeit besser (und wenn mir andere Leute auf die Nerven gehen) - kann abends besser einschlafen	- muss lernen, dem Chef meine Grenzen zu zeigen - weiß nicht, wie ich mit dem Stress im Büro zurechtkommen soll - Kontakt zu manchen Freunden bricht ab

Bettina überlegt sich: Was habe ich von einer Änderung meines Alkoholkonsums?

Was sind die Vorteile, wenn ich mein Trinkverhalten ändere?	Was sind die Nachteile, wenn ich mein Trinkverhalten NICHT ändere?
- meine Kinder und mein Mann denken wieder besser über mich (keine Vorwürfe mehr) - gutes Gewissen (keine Schuldgefühle mehr wegen des Trinkens) - werde wieder aktiver und kann aus meinem Leben noch etwas machen - verletze mich nicht mehr wegen Alkohol	- Kinder wenden sich vielleicht ganz ab - mein Mann macht das nicht ewig mit und trennt sich vielleicht von mir - könnte den Führerschein verlieren
Was sind die Vorteile, wenn ich mein Trinkverhalten NICHT ändere?	**Was sind die Nachteile, wenn ich mein Trinkverhalten ändere?**
- kann leichter alles um mich herum, was mich belastet, vergessen - kann das abendliche Alleinsein besser aushalten - fange nicht an, über die Zukunft zu grübeln	- bin wieder so traurig, dass die Kinder so weit weg sind und ich wenig Kontakt zu ihnen habe - komme mir komisch vor, wenn ich mit den Freundinnen nicht mehr so viel Sekt trinke wie gewohnt - empfinde mein Leben vielleicht als leer

Ziehen Sie nun Ihre eigene Bilanz (s. Tab. Seite 35). Denken Sie an alle Bereiche, in denen sich bei einer Änderung des Trinkverhaltens Vor- und Nachteile ergeben können:

- Gefühle, Stimmung
- Beruf
- Partnerschaft und Familie
- Geld
- Freunde und Bekannte
- Gesundheit
- Freizeit

Ziehen Sie nach Ihren Eintragungen ein Resümee: Sind die Gründe für eine Änderung Ihres Alkoholkonsums (obere beiden Kästen) gewichtiger als diejenigen dagegen (untere beiden Kästen)? Zu diesem Ergebnis kommen Andreas und Bettina. Wenn auch Sie zum Ergebnis kommen, dass sich eine Änderung lohnt, kann es mit dem zweiten Schritt weitergehen.

Tipp

Filtern Sie aus den Gründen, die für eine Reduktion Ihres Alkoholkonsums sprechen, die drei wichtigsten heraus. Schreiben Sie sie auf und lesen Sie sie immer wieder durch.

Schreiben Sie sich zuvor aber noch die drei wichtigsten Änderungsgründe auf

Was habe ich von einer Änderung meines Alkoholkonsums?

Was sind die Vorteile, wenn ich mein Trinkverhalten ändere?	Was sind die Nachteile, wenn ich mein Trinkverhalten NICHT ändere?
–	–
–	–
–	–

Was sind die Vorteile, wenn ich mein Trinkverhalten NICHT ändere?	Was sind die Nachteile, wenn ich mein Trinkverhalten ändere?
–	–
–	–
–	–

einen Zettel. Erstellen Sie aber keine lange Liste, sondern beschränken Sie sich bewusst auf die drei wichtigsten Gründe. Werfen Sie jeden Tag einen Blick darauf. Das funktioniert am besten, wenn Sie sich einen Zettel in die Brieftasche, den Tagesplaner oder an einen Ort legen, an dem Sie ihn häufig sehen und so immer wieder erinnert werden. Vielleicht ändert sich nach einiger Zeit auch Ihre Einschätzung. Sind neue Gründe hinzugekommen oder schätzen Sie die bisherigen nun anders ein? Aktualisieren Sie Ihren Zettel dann, wenn es Ihnen notwendig erscheint und kommen Sie immer wieder darauf zurück.

Andreas und Bettina

» Unsere Reminder motivieren uns immer wieder.

Andreas: »Ich habe die wichtigsten Gründe für mich, weniger zu trinken, in meinen Bildschirmschoner geschrieben. Jedes Mal, wenn ich jetzt am Computer sitze und der Bildschirmschoner springt an, sehe ich die drei Gründe direkt vor mir. Ich habe die drei Punkte so abgekürzt, dass Außenstehende nichts damit anfangen können (1. Fit, 2. Birte, 3. Spiegel).«

Bettina: »Ich habe meine wichtigsten Punkte in meinem Smartphone als Hintergrundbild gespeichert und jedes Mal, wenn ich es zur Hand nehme, habe ich sie vor Augen (1. Kinder und Mann denken positiv über mich, 2. Keine Schuldgefühle mehr, 3. Kann noch etwas aus meinem Leben machen).«

2. Schaffen Sie günstige Rahmenbedingungen

Wenn Sie bereit sind, Ihren Alkoholkonsum zu ändern, ist es im nächsten Schritt hilfreich, sich Unterstützung durch nahestehende Menschen zu holen. Das bedeutet zweierlei: Sie sollten nahestehende Personen einweihen, wenn Sie vorhaben, Ihr Trinkverhalten zu verändern. Dazu gehören in erster Linie die Menschen, mit denen Sie zusammenleben bzw. bisher zusammen Alkohol getrunken haben.

Heimlichtuerei ist nämlich auf Dauer kein gutes Vorzeichen für eine erfolgreiche Veränderung.

Andreas und Bettina

» Wir beziehen unsere Partner mit ein.

Andreas hat mit seiner Ehefrau und Bettina mit ihrem Mann darüber gesprochen, zum kontrollierten Trinken übergehen zu wollen. Beide Partner haben sich darüber gefreut, auch wenn Bettinas Ehemann skeptisch war, angesichts früherer folgenloser »Schwüre« seiner Frau, nicht mehr so viel trinken zu wollen.

Noch besser ist es, wenn Sie von anderen Menschen konkrete Unterstützung beim Umsetzen des kontrollierten Trinkens erhalten. Beispielsweise kann Ihre Partnerin oder Ihr Partner ebenfalls ein Trinktagebuch führen und dadurch Ihre Disziplin beim Ausfüllen fördern (Schritt vier), Sie können beide Ihr Trinktagebuch gemeinsam auswerten (z. B. nach Trinkmenge und Zeiten oder Anlässen überhöhten Alkoholkonsums), gemeinsam wöchentliche Trinkobergrenzen festlegen (Schritt fünf), auf gegenseitige Trinkeinladungen verzichten (Schritt sieben) und sich bei Fortschritten etwas besonders Schönes gönnen. Unterstützung durch Dritte hilft darüber hinaus enorm, Ihrem Vorsatz des kontrollierten Trinkens treu zu bleiben, wenn Sie Ihre Konsumgrenzen überschritten haben (Schritt sieben).

Tipp

Weihen Sie gute Freunde oder Verwandte in Ihren Plan ein, weniger zu trinken, und besprechen Sie mit ihnen, wie sie Sie unterstützen können.

Andreas und Bettina

» Unsere Partner unterstützen uns, das macht uns Mut!

Birte Meyer: »Ich bin neugierig, wie das mit dem kontrollierten Trinken geht. Ich möchte meinen Mann Andreas dabei aktiv unterstützen, weil mir an einer Änderung seines Alkoholkonsums viel liegt (ich habe noch mehr Angst als er, dass er seine Arbeit wegen des Trinkens verliert). Wir haben deshalb beschlossen, dass wir beide jeden der folgenden Schritte zum kontrollierten Trinken gemeinsam durchlesen. Ich möchte meinen Mann unterstützen, wo ich nur kann.« Bettinas Mann ist da wesentlich zurückhaltender: »Ich möchte erst einmal sehen, was meine Frau da so macht, ich warte erst einmal ab.«

Natürlich sollten Sie die Umsetzung des kontrollierten Trinkens nicht unnötig auf einen späteren Zeitpunkt verschieben. Dennoch ist es ungünstig, in einer Phase zu beginnen, in der die eigenen Kräfte bereits durch andere Belastungen stark beansprucht sind. Solche Belastungen können eine angespannte berufliche Situation, ein anstehender Umzug, eine akute Trennungssituation oder Ähnliches sein. Prüfen Sie selbst, ob es sinnvoll ist, mit der Umsetzung des kontrollierten Trinkens etwas abzuwarten – oder neu zu starten, wenn Sie Ihre Kräfte zunächst überschätzt haben.

3. Informieren Sie sich über Alkohol

Beim Umsetzen des kontrollierten Trinkens ist es von zentraler Bedeutung, dass Sie den Alkoholgehalt der von Ihnen bevorzugten alkoholischen Getränke kennen. So können Sie nach jedem Alkoholkonsum genau ausrechnen, wie viel (reinen) Alkohol Sie insgesamt zu sich genommen haben. Nur so erhalten Sie einen realistischen Überblick über die wirkliche Menge. Bier enthält weniger Alkohol als Wein und dieser wiederum weniger als Schnaps. Es gibt aber auch Getränke (z.B. sogenannte Alkopops), bei denen man sich sehr leicht verschätzt. Hier hilft ein Blick aufs Etikett.

Wie viel Alkohol enthält ein Getränk?

Ein halber Liter »normales« Bier (also kein Starkbier) enthält ca. 20 g reinen Alkohol (und ca. 200–250 Kilokalorien). Etwa die gleiche Alkoholmenge – im Folgenden als Standardeinheit bezeichnet – hat ein Glas Wein (0,2 l) oder drei 40-prozentige Schnäpse (z. B. Whisky oder Cognac).

Die Abbildung auf Seite 38 gibt eine Übersicht über die Alkoholmengen (in g), die in verschiedenen alkoholischen Getränken enthalten sind. So haben Sie eine

Orientierung und können besser bestimmen, wie viel Alkohol Sie getrunken haben.

Der Alkoholgehalt eines Getränks lässt sich auch ganz einfach selbst berechnen, indem man die Flüssigkeitsmenge des Getränks (in Milliliter, ml) mit dem im Getränk enthaltenen Alkoholanteil (% Vol.) multipliziert und durch 100 teilt:

$$\frac{\text{Flüssigkeitsmenge des Getränkes (ml)} \times \text{Alkoholanteil(\%)}}{100} =$$

Alkoholmenge (ml)

Ein Beispiel: Ein halber Liter Bier enthält 500 ml Flüssigkeit. Der Alkoholgehalt von Bier liegt bei etwa fünf Prozent (d. h. fünf Prozent des Getränkeinhalts sind reiner Alkohol). Daraus ergibt sich:

$$\frac{500\ \text{(ml)} \times 5\ \text{(\% Vol.)}}{100} = 25\ \text{ml}$$

Ein halber Liter Bier enthält somit 25 ml reinen Alkohol.

Für die Angabe der Flüssigkeitsmenge sind die Einheiten Liter (l), Deziliter (dl), Zentiliter (cl) und Milliliter (ml) gebräuchlich. Dabei entspricht 1 l = 10 dl = 100 cl = 1000 ml.

Der Alkoholgehalt von Getränken wird allerdings meist nicht in Millilitern, sondern in Gramm angegeben. Um die Menge reinen Alkohols in Gramm (g) zu bestimmen, zieht man von den ermittelten Millilitern 20 Prozent ab (oder multipliziert die Milliliter mit 0,8, oder genau: mit 0,7913). Der Grund dafür: Alkohol hat ein geringe-

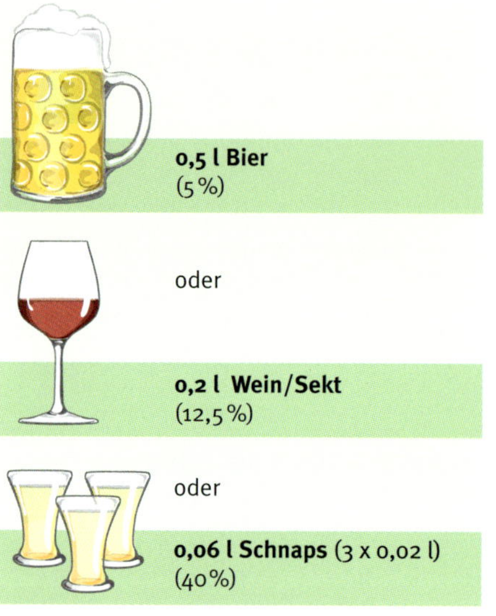
0,5 l Bier
(5 %)
oder
0,2 l Wein/Sekt
(12,5 %)
oder
0,06 l Schnaps (3 x 0,02 l)
(40 %)

▲ Ein Bier, ein Glas Wein oder drei Schnäpse enthalten je 20 g Alkohol (= eine Standardeinheit)

res spezifisches Gewicht als Wasser. Mit anderen Worten: Alkohol ist um ca. ein Fünftel leichter als Wasser.

Ein halber Liter Bier enthält somit ca. 20 g reinen Alkohol (25 ml–20 % = 20 g, oder genau: 25 ml × 0,7913 = 19,78 g) – was übrigens dem Alkoholinhalt von 30 Mon-Chéri-Pralinen entspricht.

Alcopops, die vor allem von Jugendlichen konsumiert werden und meist süße Limonaden-Spirituosen-Mischungen sind, haben mit (meist) 5,5 Prozent einen etwas höheren Alkoholgehalt als Bier. Eine handelsübliche 275-ml-Flasche Alcopop enthält mit ca. 12 g annähernd so viel Alkohol wie zwei 40-prozenti-

Menge an reinem Alkohol in unterschiedlichen Getränken

Getränk	Menge					
Bier	**0,2 l**	**0,3 l**	**0,33 l**	**0,4 l**	**0,5 l**	**1,0 l**
ca. 5 % Vol.	8 g	12 g	13 g	16 g	20 g	40 g
Wein/Sekt	**0,1 l**	**0,2 l**	**0,25 l**	**0,7 l**	**0,75 l**	**1,0 l**
11,5 % Vol.	9 g	18 g	23 g	64 g	68 g	91 g
12,5 % Vol.	10 g	20 g	25 g	69 g	74 g	99 g
13,5 % Vol.	11 g	21 g	27 g	75 g	80 g	107 g
Spirituosen (Likör, Schnaps)	**2 cl***	**4 cl****	**0,7 l**	**1,0 l**	**Beispiele**	
17 % Vol.	2,7 g	5,4 g	94 g	135 g	Baileys	
25 % Vol.	4 g	7,9 g	138 g	198 g	Campari	
35 % Vol.	5,5 g	11,1 g	196 g	277 g	Jägermeister	
36 % Vol.	5,7 g	11,4 g	199 g	285 g	Chantré	
40 % Vol.	6,3 g	12,7 g	222 g	317 g	Cognac, Korn, Whiskey	
44 % Vol.	7 g	13,9 g	244 g	348 g	Underberg	

Die Grammangaben wurden auf der Basis von 1 ml = 0,7913 g berechnet (auf- bzw. abgerundet). *0,02 Liter oder 1 einfacher Schnaps, **0,04 Liter oder 1 doppelter Schnaps

ge Schnäpse: (275 ml × 5,5 % Vol.) / 100 = ca. 15 ml = ca. 12 g. Inzwischen hat unter anderem die Bierindustrie mit diversen Limonaden-Bier-Mischungen nachgezogen, etwa in Form von 0,33-Liter-Flaschen und einem Alkoholgehalt von 2,5 Prozent (= 6,5 g Alkohol = etwas mehr als ein 40-prozentiger Schnaps). Am Rande bemerkt: »Alkoholfreies Bier« ist gar nicht alkoholfrei, es enthält noch bis zu 0,5 Prozent Alkohol.

Beim kontrollierten Trinken ist es üblich, den Alkoholinhalt in Standard(getränke) einheiten (SE) anzugeben. In der Abbildung auf Seite 38 sehen Sie, dass eine Standardeinheit 20 g Alkohol entspricht. Die Anzahl der Standardeinheiten lässt sich leicht berechnen: Teilen Sie einfach die Grammzahl des Getränks durch 20. In der folgenden Tabelle finden Sie eine Zusammenstellung der Standardeinheiten für typische Alkoholika und unterschiedliche Konsummengen. Für das Notieren Ihres täglichen Alkoholkonsums im Trinktagebuch (Schritt vier) sowie für die wöchentlichen Zielsetzungen (Schritt fünf) reicht es völlig aus, wenn Sie die Standardeinheiten Ihrer Lieblingsgetränke kennen. In der Umsetzung des kontrol-

Standardeinheiten (SE) Alkohol für unterschiedliche Getränke (1 SE = 20 g).

Getränk	Menge					
Bier	**0,2 l**	**0,3 l**	**0,33 l**	**0,4 l**	**0,5 l**	**1,0 l**
ca. 5 % Vol.	0,4	0,6	0,7	0,8	1	2
Wein/Sekt	**0,1 l**	**0,2 l**	**0,25 l**	**0,7 l**	**0,75 l**	**1,0 l**
11,5 % Vol.	0,5 SE	0,9	1,1	3,2	3,4	4,5
12,5 % Vol.	0,5 SE	1	1,2	3,5	3,7	4,9
13,5 % Vol.	0,5 SE	1,1	1,3	3,7	4	5,3
Spirituosen (Likör, Schnaps)	**2 cl***	**4 cl****	**0,7 l**	**1,0 l**	**Beispiele**	
17 % Vol.	0,13	0,27	4,7	6,7 SE	Baileys	
25 % Vol.	0,2	0,4	6,9	9,9 SE	Campari	
35 % Vol.	0,28	0,55	9,7	13,8 SE	Jägermeister	
36 % Vol.	0,28	0,57	10	14,2 SE	Chantré	
40 % Vol.	0,32	0,63	11,1	15,8 SE	Cognac, Korn, Whiskey	
44 % Vol.	0,35	0,7	12,2	17,4 SE	Underberg	

Alle Angaben sind auf- bzw. abgerundet. *0,02 l oder 1 einfacher Schnaps, **0,04 l oder 1 doppelter Schnaps

lierten Trinkens müssen Sie also kein Rechenkünstler sein, sondern sich nur über die Standardeinheiten Ihrer bevorzugten Getränke kundig machen.

Andreas und Bettina

» Wir wissen jetzt genau, wie viel puren Alkohol wir trinken.

Andreas entnimmt der Tabelle die SE für seine Lieblingsgetränke: »Eine Flasche Bier (0,5 l, ca. 5 % Vol.) entspricht 1 SE Alkohol. Mein großer Flachmann Cognac (0,1 l = 10 cl, 40 % Vol.) enthält ca. 1,6 SE.«
Bettina liest für sich Folgendes ab: »Ein Glas Sekt (0,1 l, 12,5 % Vol.) kommt auf 0,5 SE und eine ganze Flasche – die ich manchmal an einem Tag konsumiere – auf 3,7 SE. Ein Schnapsglas meines Kräuterlikörs (0,02 l = 2 cl, 35 % Vol.) entspricht 0,28 SE.«
Diese Zahlen schockieren beide, denn an dieser Stelle fallen ihnen die Grenzwerte für risikoarmen Alkoholkonsum wieder ein: täglich ca. 0,5 SE für Frauen

bzw. 1 SE für Männer und zwei abstinente Tage pro Woche (s. Seite 91). Sowohl Andreas als auch Bettina »dämmert« es, dass sie an jedem Tag der Woche deutlich über diesen Grenzwerten liegen (vgl. Schritt 4 »Führen Sie ein Trinktagebuch«, Seite 43).

Neben der Berechnung der Standardeinheiten ist es wichtig, die Grenzwerte für risikoarmen Alkoholkonsum, die durch Alkohol entstehende Blutalkoholkonzentration und den Alkoholabbau im Körper zu kennen. Darauf kommen wir ab Seite 92 zurück. Im Folgenden finden Sie weitere wichtige Informationen zur Wirkung von Alkohol im Körper:

- Der zugeführte Alkohol wird zu etwa einem Fünftel im Magen und zu etwa vier Fünfteln im Dünndarm ins Blut aufgenommen, wo er zum Anstieg der Blutalkoholkonzentration führt. Beide Organe reagieren bei übermäßiger Alkoholzufuhr mit entzündlichen Prozessen (z. B. »saurem Magen« oder Gastritis) und auf Dauer mit weiteren Erkrankungen.
- Kohlensäure im Getränk (wie im Falle von Sekt) beschleunigt die Aufnahme des Alkohols ins Blut.
- Alkohol verteilt sich rasch in den gut durchbluteten Organen, wie dem Gehirn, in dem das »Anfluten« des Alkohols schnell zu spüren ist: In etwa zwei Minuten ist der Alkohol über den Magen und die Blutbahn im Gehirn angekommen, wo er über Botenstoffe (Dopamin, Serotonin, Endorphine, Glutamat, GABA u. a.) die Impulsübertragung zwischen den Nervenzellen verändert – letztlich in dämpfender Weise (man wird müde, antriebsarm).
- Frauen bauen bei gleicher Alkoholmenge eine höhere Blutalkoholkonzentration auf als gleich schwere Männer. Sie sind somit bei gleicher Alkoholzufuhr rascher betrunken und schädigen ihren Körper stärker. Der wichtigste Grund dafür: Der Wasseranteil im Körper von Frauen ist niedriger als bei Männern, dafür der Fettanteil höher (26 bzw. 20,6 Prozent). Da sich Alkohol nur in wässrigen Körperbestandteilen verteilt, entsteht bei Männern eine geringere Alkoholkonzentration als bei Frauen.
- Asiaten vertragen weniger Alkohol als Europäer, da bei ihnen ein für den Alkoholabbau wichtiges Enzym langsamer arbeitet als bei Europäern.
- Das Einzige, was beim Alkoholabbau hilft, ist Abwarten, nicht aber schwarzer Kaffee, eine kalte Dusche oder frische Luft.
- Dunkler Alkohol (Cognac, Whisky etc.) verursacht aufgrund seiner Begleitstoffe eher einen Kater als heller (Korn, Gin, Wodka etc.).

Bei dauerhaft erhöhter Alkoholzufuhr ändern sich verschiedene Körperfunktionen. Beispielsweise werden bestimmte Leberenzyme verstärkt ausgeschüttet. In Routine-Blutuntersuchungen deuten die im Labor ermittelten Werte (Gamma-GT, GPT, GOT und MCV) auf erhöhten Alkoholkonsum hin – insbesondere dann, wenn sie alle außerhalb des Normbereichs liegen. Der Laborwert CDT ist nicht in den routinemäßigen Laboruntersuchungen enthalten und kostspielig – und nur ab und zu im Rahmen einer Medizinisch-Psychologischen Untersuchung (MPU) zur Wiedererlangung der Fahrerlaubnis von Belang. Ebenfalls in diesem Kontext wird der Ethyl-Glucuronid-Wert (EtG) geprüft. Er zeigt bis zu vier Tage rückwirkend an, ob Alkohol getrunken wurde. Die entsprechenden Laborwerte, ihr (laborabhängig variierender!) Normbereich und mögliche Ursachen für normabweichende Werte sind in der folgenden Tabelle zusammengestellt.

Überhöhte Werte müssen allerdings nicht zwangsläufig alkoholbedingt sein. Andererseits bedeuten Werte im Normalbereich nicht unbedingt, dass mit dem eigenen Alkoholkonsum »alles in Ordnung ist«. Noch einmal: Alkohol kann alle Organe des Körpers schädigen – in diesem Zusammenhang sind die Laborwerte nur begrenzt aussagefähig.

Laborwerte (Blutwerte), die in Zusammenhang mit überhöhtem Alkoholkonsum stehen können.

Laborwert	Normbereich	Wichtigste Ursachen für Normabweichungen (zusätzlich zu Alkohol)
Gamma-GT	Männer: < 60 U/l Frauen: < 40 U/l	Leberentzündung (Hepatitis), Fettleber, Leberkrebs; Gallengangsstau; Bauchspeicheldrüsenentzündung (Pankreatitis), Pankreaskopfkarzinom, Arzneimittel, Diabetes
GPT (= ALAT)	Männer: < 50 U/l Frauen: < 35 U/l	Erkrankungen von Leber (z. B. Hepatitis) und Galle
GOT (= ASAT)	Männer: < 50 U/l Frauen: < 35 U/l	Erkrankungen von Leber (z. B. Hepatitis), Galle, Herz, Bauchspeicheldrüse oder Skelettmuskulatur, Arzneimittel
MCV	Männer wie Frauen: 78–98 fl	Eisen- und Vitaminmangel, Anämie, Nieren-, Leber-, Krebserkrankungen, Verdauungsstörungen
CDT	Männer wie Frauen: < 1,75 %	Lebererkrankungen, Eisenmangel, Schwangerschaft
EtG	Männer wie Frauen < 0,1 mg/l	

Andreas und Bettina

» Die Blutwerte geben Auskunft über die körperlichen Folgen des Alkoholkonsums.

Andreas und Bettina hatten von ihrem Arzt schon zweimal (Andreas) bzw. einmal (Bettina) bei der Kontrolle der Blutwerte gehört, dass ihr Gamma-GT-Wert erhöht sei. Da es aber zwischendurch auch ein unauffälliges Blutbild gab, sind sie davon ausgegangen, dass körperlich alles in Ordnung sein müsste. Inzwischen sind sie da aber um einiges vorsichtiger geworden, nachdem sie nun wissen, dass viele schädliche Auswirkungen des Alkohols gar nicht am Gamma-GT-Wert (bzw. den anderen in der Tabelle genannten Werten) ablesbar sind. Trotzdem lassen sie nun erneut ihre Blutwerte untersuchen und bekommen rückgemeldet, dass Gamma-GT, GPT und MCV (Andreas) bzw. Gamma-GT und MCV (Bettina) erhöht sind. Diese Werte bestärken sie in ihrer Absicht, etwas zu ändern.

4. Führen Sie ein Trinktagebuch

Ein wesentlicher Bestandteil eines selbstkontrollierten Umgangs mit Alkohol besteht darin, den eigenen Konsum genau zu kennen und daraus Schlüsse für zukünftige Konsumänderungen zu ziehen. Dabei hilft Ihnen das Trinktagebuch.

Im Trinktagebuch tragen Sie Woche für Woche Ihren Alkoholkonsum ein (pro Woche ist ein Blatt vorgesehen). Andreas' Eintragungen zeigen beispielhaft, welche Details wichtig sind (s. Seite 44 und 45).

Andreas

» Das Trinktagebuch hilft, den eigenen Konsum realistisch einzuschätzen.

Der erste Tag der Eintragungen von Andreas ist ein Montag. Den ersten Alkohol an diesem Tag hat er um 16:30 Uhr alleine in seinem Büro getrunken. Er trank einen »großen Flachmann« Cognac (0,1 l = 10 cl = fünf einfache Schnäpse, 40% Alkohol = ca. 1,6 SE), um nach dem anstrengenden Arbeitstag erst einmal in Ruhe durchzuatmen, den Stress der Arbeit von sich abfallen zu lassen und Energie zu tanken. Später, ab 19.30 Uhr, trinkt er im Laufe des Abends zwei Flaschen Bier (= 2 SE). Bei genauerem Nachdenken gibt es dafür aus seiner Sicht keinen besonderen Grund, es war schlicht und einfach Gewohnheit. Am Montag kommt Andreas auf insgesamt 3,6 SE.

Trinktagebuch von Andreas zur Bestandsaufnahme: Die Eintragungen zeigen, wie viel und in welchem Rahmen Andreas Alkohol getrunken hat, bevor er mit dem kontrollierten Trinken begann.

Wochentag und Datum	Uhrzeit (Beginn des Alkoholkonsums)	Art und Menge des Alkohols (mit Alkoholprozentangabe)	Anzahl der Standard-einheiten		Ort (zu Hause, im L am Kiosk usw.)
MO	**16:30**	1 Fl. Cognac (0,1 l, 40 %)	1,6		eigenes Büro
	19:30	2 Bier (je 0,5 l, 4,9 %)	2		Wohnzimmer
				3,6	
DI	**10:30**	1 Glas Sekt (0,1 l, 11,5 %)	0,5		Großraumbür
	16:30	1 Fl. Cognac (0,1 l, 40 %)	1,6		eigenes Büro
	19:00	2 Bier (je 0,5 l, 4,9 %)	2		Wohnzimmer
				4,1	
MI	**16:00**	1 Fl. Cognac (0,1 l, 40 %)	1,6		eigenes Büro
	18:00	1 Bier (0,5 l, 4,9 %)	1		Küche
	19:00	4 Bier (je 0,4 l, 4,8 %)	3,2		Bowlinghalle
				5,8	
DO	**16:30**	2 Fl. Cognac (je 0,1 l, 40 %)	3,2		eigenes Büro
	20:00	2 Bier (je 0,5 l, 4,9 %)	2		Wohnzimmer
				5,2	
FR	**17:00**	7 Bier (je 0,3 l, 4,9 %)	4,2		Kneipe
	21:30	2 Cognac (je 2 cl, 40 %)	0,6		Wohnzimmer
				4,8	
SA	**15:00**	1 Bier (0,5 l, 4,9 %)	1		Wohnzimmer
	18:00	1 Bier (0,5 l, 4,9 %)	1		Wohnzimmer
	19:45	2 Bier (je 0,4 l, 4,8 %), 1 Wein (0,2 l, 13,5 %), 2 Schnäpse (je 2 cl, 40 %)	1,6 1,1 0,6	**5,3**	Wohnzimmer
SO	**13:30**	1 Bier (0,5 l, 4,9 %)	1		Wohnzimmer
	19:00	2 Bier (je 0,5 l, 4,9 %)	2		Wohnzimmer
				3,0	
Summe der Standardeinheiten in der gesamten Woche:				**31,8**	

Woche vom: 6. 1. 2020 bis 12. 1. 2020

esende Personen Partner/in, Freunde, zufällig esende)	Auslöser (unangenehme oder angenehme Gefühle, bestimmte Gedanken, körperliches Befinden, Gewohnheit usw.)
ne	offizielles Arbeitsende, Stress, »erst mal durchatmen, bevor es weitergeht«
	zum Essen und Fernsehen, Gewohnheit
itskollegen	Jubiläum einer Kollegin
ne	offizielles Arbeitsende, Stress, »erst mal durchatmen, bevor es weitergeht«
	zum Essen und Fernsehen, Gewohnheit
ne	offizielles Arbeitsende, Stress, »erst mal durchatmen, bevor es weitergeht«
ne (Frau in Stadt)	zum Essen und Fernsehen, Gewohnheit
lingfreunde	alle trinken, Fröhlichkeit
ne	offizielles Arbeitsende, wütend über Vorwürfe des Chefs, »kein Bock auf Arbeit«
ne (Frau in Sport)	zum Essen, Gedanken an Arbeit wühlen in mir
chenabschlusstreffen mit Freunden«	alle trinken, gute Stimmung, »hab ich mir verdient«
	Wochenabschluss, Einschlafhilfe
ne (Frau im Haus beschäftigt)	Durst nach Kellerarbeit
ne (Frau im Haus beschäftigt)	Sportschau im TV genießen
und Freunde	gutes Abendessen
	Mittagessen
	gemütlich fernsehen

Trinktagebuch von Bettina zur Bestandsaufnahme: Die Eintragungen zeigen, wie viel und in welchem Rahmen sie Alkohol getrunken hat, bevor sie mit dem kontrollierten Trinken begann.

Wochentag und Datum	Uhrzeit (Beginn des Alkoholkonsums)	Art und Menge des Alkohols (mit Alkoholprozentangabe)	Anzahl der Standard-einheiten		Ort (zu Hause, im am Kiosk usw.
MO	**15:20**	1 Glas Sekt (0,1 l, 12,5 %)	0,5		Küche
	16:50	3 Gläser Sekt (je 0,1 l, 12,5 %)	1,5		Wohnzimmer
	20:35	4 Kräuterlikör (je 0,02 l, 35 %)	1,1		Wohnzimmer
				3,1	
DI	**15:05**	1 Glas Prosecco (0,1 l, 11,5 %)	0,5		Bistro (nach E in der Stadt)
	16:20	2 Gläser Sekt (je 0,1 l, 12,5 %)	1		zu Hause
	20:00	2 Gläser Sekt (je 0,1 l, 12,5 %), 2 Kräuterlikör (je 0,02 l, 35 %)	1 0,55	**3,1**	Wohnzimmer
MI	**12:00**	1 Glas Sekt (0,1 l, 11,5 %)	0,5		Büro
	14:55	2 Gläser Prosecco (je 0,1 l, 11,5 %)	1		Bistro (nach E in der Stadt)
	18:30	4 Gläser Sekt (je 0,1 l, 12,5 %)	2		Wohnzimmer
				3,5	
DO	**16:10**	2 Gläser Sekt (je 0,1 l, 12,5 %)	1		Küche
	19:05	8 Kräuterlikör (je 0,02 l, 35 %)	2,2		Wohnzimmer
				3,2	
FR	**14:05**	3 Gläser Prosecco (je 0,1 l, 11,5 %)	1,5		Bistro (nach A
	15:55	2 Gläser Sekt (je 0,1 l, 12,5 %)	1		Wohnung
				2,5	
SA	**10:35**	2 Kräuterlikör (je 0,02 l, 35 %)	0,55		Küche
	19:35	1 Glas Prosecco (0,1 l, 11,5 %), 1 Glas Wein (0,2 l, 13,5 %)	0,5 1,1	**2,2**	Restaurant
SO	**19:55**	1 Glas Wein (0,2 l, 12,5 %)	1		Wohnzimmer
				1	
Summe der Standardeinheiten in der gesamten Woche:				**18,6**	

Woche vom: 6. 1. 2020 bis 12. 1. 2020

›sende Personen Partner/in, Freunde, zufällig ›sende)	Auslöser (unangenehme oder angenehme Gefühle, bestimmte Gedanken, körperliches Befinden, Gewohnheit usw.)
ne	ängstliche Anspannung
ndin zu Besuch	Geselligkeit, »trinke immer mit meiner Freundin Sekt«
ne	Unzufriedenheit, Langeweile
ne	hat gut zum italienischen Imbiss gepasst
ne	Gewohnheit
ne	innere Unruhe, Grübeleien (Kinder)
›itskolleginnen	Geburtstag von Kollegin
ne	zum italienischen Imbiss
ndin zu Besuch	Geselligkeit, »trinke immer mit meiner Freundin Sekt«
ne	gestresst von Arbeit und Besorgungen
ne	mit Ehemann am Telefon gestritten
ndin	Genuss, Ausgelassenheit
ne	»bevor Mann nach Hause kommt und jeden Schluck beäugt«
ne (Mann in der Stadt)	innere Unruhe
mann	gutes Essen
mann	gemeinsamer gemütlicher Abend mit Mann

Am Dienstagvormittag trinkt er in der Firma anlässlich des Jubiläums einer Kollegin mit den Arbeitskollegen ein Glas Sekt (= 0,5 SE). Nach dem offiziellen Arbeitsende, als die meisten Kollegen schon weg sind (16:30 Uhr), trinkt er wieder »seinen Flachmann« Cognac (1,6 SE) als Stresslöser, der den ersten Arbeitsabschnitt beendet. Zu Hause kommen noch die üblichen zwei Flaschen Bier hinzu (= 2 SE), was in der Summe 4,1 SE macht.

Ich trinke zum Essen und Fernsehen abends immer mein Bier.

Am Mittwoch trinkt er tagsüber wieder Cognac (1,6 SE) und zu Hause – schon um 18 Uhr – eine Flasche Bier. Um 19 Uhr beginnt sein Kegelabend. In fröhlicher Runde, in der fast alle Männer Alkohol trinken, kommt er auf vier Gläser Bier (zu je 0,4 l, 4,8 % = ca. 3,2 SE). Der Alkohol summiert sich am Mittwoch auf 5,8 SE.

Am Donnerstag trinkt er ab 16:30 Uhr bis zur Nachhausefahrt die doppelte Menge Cognac wie die Tage zuvor (0,2 l bzw. 3,2 SE), um seine Wut auf seinen Chef runterzuspülen, der ihm einen Rüffel erteilt hat, weil er mit seiner Arbeit nicht fertig geworden war. Am Abend folgen die gewohnten zwei Flaschen Bier (= 2 SE), was insgesamt 5,2 SE am Donnerstag ausmacht.

Am Freitag fährt Andreas nach Arbeitsende gleich in seine »Stammkneipe«, wo er mit seinen Freunden feucht-fröhlich bei sieben Bier (je 0,3 l, insgesamt 4,2 SE) die Arbeitswoche ausklingen lässt (»Darauf freue ich mich schon die ganze Woche!«). Zu Hause trinkt er noch zwei einfache Cognac (= 0,6 SE), um sich die letzte Bettschwere zu verschaffen (Summe der SE am Freitag: 4,8).

Am Samstag trinkt er nach einigen Arbeiten im Keller und beim Fernsehen je eine Flasche Bier (zusammen 2 SE), abends geht er mit seiner Frau und einem befreundeten Ehepaar ins Restaurant, dort trinkt er zwei Bier (je 0,4 l, insgesamt 1,6 SE), ein Glas Wein (1,1 SE) und zwei Schnäpse (0,6 SE), wodurch er auf insgesamt 5,3 SE kommt.

Am Sonntag trinkt er zum Mittagessen eine Flasche Bier und abends beim Fernsehen zwei Flaschen Bier, was insgesamt 3 SE für diesen Tag ausmacht.

Am Beispiel von Andreas sehen Sie, dass man sich mithilfe des Trinktagebuchs einen guten Überblick über das Trinkverhalten verschaffen kann.

Vier Zahlenwerte, die für die gezielte Reduktion des Alkoholkonsums zentral sind, können Sie leicht ermitteln:

- Anzahl der alkoholfreien Tage: 0
- Gesamtkonsum in der Woche: 31,8 SE.
- Durchschnittlicher Konsum an den Tagen, an denen er Alkohol getrunken hat (Andreas hat an allen sieben Tagen Alkohol konsumiert): 31,8 SE/sieben Tage = ca. 4,5 SE.
- Tageshöchstmenge: 5,8 SE.

Andreas und Bettina

» Wir kennen nun unsere Trinkgewohnheiten genau.

Darüber hinaus kann Andreas unter anderem folgende Muster bei sich selbst erkennen:

- »Ich lege unter der Woche mit dem Cognactrinken fast immer erst nach offiziellem Arbeitsende los, wenn die meisten Kollegen nach Hause gegangen sind und ich meinen zweiten Arbeitsabschnitt beginne. Am Wochenende dagegen deutlich früher.«
- »In geselliger Runde trinke ich ziemlich viel Alkohol.« (Kegelabend: 3,2 SE; Freitagstreffen mit Freunden: 4,2 SE; Abendessen am Samstag: 3,3 SE)
- »Es gibt bei mir wiederkehrende Trinkauslöser, folgende Situationen sind verlockend: Wenn der Stress bei der Arbeit zunimmt, wenn ich zuhause mit meiner Frau gemeinsam esse, beim abendlichen Vor-dem-Fernseher-Sitzen (Gewohnheit) und beim geselligen Zusammensein mit Freunden.«
- »Ich trinke bei der Arbeit nur Cognac und kein Bier, weil Bierflaschen auffallen würden.«

Alle diese Einsichten können ihm als wichtige Ansatzpunkte für die spätere Veränderung seines Alkoholkonsums (ab Schritt fünf) dienen.

Bettinas Trinktagebucheintragungen sehen natürlich anders aus als die von Andreas (vgl. Seite 46 und 47), lassen sich aber genauso analysieren. Sie startet in das kontrollierte Trinken mit folgenden Ausgangswerten, die – ihrer Erinnerung nach – die Wochen zuvor ähnlich waren:

- Anzahl der alkoholfreien Tage: 0
- Gesamtkonsum in der Woche: 18,6 SE
- Durchschnittlicher Konsum an den Tagen, an denen sie Alkohol getrunken hat (sie hat an allen sieben Tagen Alkohol konsumiert): 18,6 SE/sieben Tage = ca. 2,7 SE.
- Tageshöchstmenge: 3,5 SE

Darüber hinaus kann Bettina ihrem Trinktagebuch entnehmen:

- »Ich trinke während der Arbeit meistens keinen Alkohol (Ausnahme: besondere Anlässe wie etwa Geburtstage).«
- »Ich trinke viel Alkohol, wenn ich mit meinen Freundinnen zusammen bin (vor allem mit einer von ihnen).«
- »Ich trinke öfters, wenn ich wieder eine innere Unruhe spüre oder Ängste in mir hochkommen.«

- »Mein Alkoholkonsum nach Arbeitsende zieht sich (fast) über den ganzen restlichen Tag hinweg.«
- »An den Wochenenden, an denen mein Mann zu Hause ist, achtet er darauf, ›dass es nicht zu viel wird‹. Dann trinke ich seltener und zum Teil deutlich weniger Alkohol als unter der Woche.«

Auch für Bettina werden diese Ergebnisse ihrer Trinktagebuchauswertung für alle weiteren Schritte zum kontrollierten Trinken von Nutzen sein.

Sie können das leere Trinktagebuch am Ende des Buches als Kopiervorlage für Ihre persönliche Bestandaufnahme nutzen. Tragen Sie dazu Ihren Alkoholkonsum rückblickend für die letzten sieben Tage oder eine andere typische Woche ein. Sie können auch – um sich nicht zurückerinnern zu müssen – die Eintragungen der kommenden sieben Tage für die Bestandsaufnahme wählen, sofern Sie Ihren Alkoholkonsum erst einmal nicht verändern.

Weitere leere Trinktagebücher zur Bestandsaufnahme können Sie sich auch kostenlos aus dem Internet unter www.trias-verlag.de/kontrolliertes-trinken bzw. www.kontrolliertes-trinken.de herunterladen. Das Trinktagebuch füllen Sie wie folgt aus:

Tag. Beginnen Sie an dem Tag, an dem Sie möchten. Da für die meisten Menschen der »innere Wochenplan« am Montag beginnt, bildet auch im Trinktagebuch der Montag den Startpunkt. Sie können aber auch an jedem anderen Tag mit den Eintragungen beginnen, zum Beispiel am Mittwoch, und die Werte für Montag und Dienstag als letzte ergänzen.

Uhrzeit. Tragen Sie hier die Uhrzeit ein, zu der Sie mit dem Alkoholkonsum am jeweiligen Tag begonnen haben. Wenn Sie Alkohol verteilt über mehrere Abschnitte des Tages zu sich genommen haben, benutzen Sie die zweite und dritte Zeile für die späteren Zeitpunkte des Alkoholkonsums. Beispiel: Sie haben um 11 Uhr ein Bier getrunken. Dann schreiben Sie bei »Uhrzeit« in die erste Zeile »11 Uhr«. Wenn Sie dann wieder um 16 Uhr Alkohol konsumiert haben, tragen Sie eine Zeile darunter »16 Uhr« ein. Sollten Sie durchgehend von 11–17 Uhr Alkohol getrunken haben, dann ist nur eine Zeile mit 11 Uhr auszufüllen.

Art und Menge des Alkohols. Diese Spalte ist für die Art des alkoholischen Getränks vorgesehen (Bier, Wein, Sekt, Cognac etc.) und die konsumierte Menge in Litern (zur Umrechnung von Flüssigkeitsangaben in Liter). Wenn Sie zu Hause keine geeichten Gläser haben, messen Sie die Flüssigkeitsmenge des Glases ab, aus dem Sie üblicherweise trinken. Nun fügen Sie die Alkoholprozentangabe hinzu, die Sie dem Etikett des Getränks bzw. der Getränkekarte entnehmen können (z. B. 11,5 % Vol., also 11,5 % des Inhalts sind reiner Alkohol).

Anzahl Standardeinheiten. Zur Ermittlung der SE können Sie die Tabelle auf Seite 40 nutzen (s. auch Schritt drei).

Ort. Tragen Sie hier den Ort ein, an dem Sie Alkohol getrunken haben, zum Beispiel zu Hause (oder genauer: in der Küche, im Wohnzimmer etc.), im Stammlokal, beim Bowlen, am Arbeitsplatz usw.

Anwesende Personen. Notieren Sie hier, ob Sie alleine oder mit anderen Alkohol getrunken haben.

Auslöser. Sie brauchen sich nicht den Kopf zu zermartern über den »wahren« Grund des Trinkens. Schreiben Sie einfach auf, weshalb Sie aus Ihrer Sicht Alkohol getrunken haben. Das könnten sein: Stress, Runde spendiert bekommen, Gewohnheit (z. B. beim Essen oder Fernsehen), Freunde zu Besuch, Erfolg bei der Arbeit, innere Unruhe, Langeweile, Einsamkeit, Alkohol im Kühlschrank gefunden und so weiter.

Am zuverlässigsten fallen Ihre Eintragungen im Trinktagebuch aus, wenn Sie diese vor oder nach jedem Alkoholkonsum, spätestens jedoch am Tagesende vornehmen. Hier ist Eintragungsdisziplin erforderlich – die sich letztlich lohnt. Wenn Sie im Trinktagebuch Ihren Alkoholkonsum, wie er zurzeit aussieht, eingetragen und ausgewertet haben, steht der nächste Schritt an: Sich Ziele für die nächsten sieben Tage setzen. Darum geht es im folgenden fünften Schritt.

Tipp

Deponieren Sie das Trinktagebuch dort, wo Sie unweigerlich hinschauen (Geldbörse, Kühlschrank, Kopfkissen etc.). Haben Sie es einmal nicht gleich zur Hand, können Sie Ihren Konsum auch als Notiz im Smartphone abspeichern und die Werte dann später übertragen. Trinken Sie an einem neuen Tag so lange keinen Alkohol, bis Sie im Trinktagebuch den Vortag ausgefüllt haben.

5. Legen Sie Konsumziele für eine Woche fest

Ausgehend von Ihrer Bestandsaufnahme geht es nun darum, sich ab jetzt jeweils für eine Woche drei Ziele zu setzen. Wichtig ist, dass die Ziele, die Sie sich setzen, realistisch sind und Sie nicht überfordern. Vermeiden Sie Misserfolge, die Ihnen durch eine realistische Zielsetzung erspart geblieben wären.

Schauen Sie auf die bisherige Höhe Ihres Alkoholkonsums und auf das, was in den kommenden sieben Tagen auf Sie zukommt (z. B. Geburtstag, wichtiger beruflicher Termin, Bowlingabend, Kinobesuch usw.). Glauben Sie, dass Sie die Alkoholobergrenzen einhalten können?

Stellen Sie sich folgende Fragen als Grundlage Ihres persönlichen Trinkplans:

- An wie vielen Tagen möchte ich keinen Alkohol trinken?

- Wie viel Alkohol möchte ich an Trinktagen höchstens zu mir nehmen?
- Welche Obergrenze möchte ich mir für die ganze Woche setzen?

Andreas und Bettina

»Trinkkontrolle beginnt mit klaren Grenzen.

Andreas und Bettina werfen einen Blick in die nächste Woche und schauen, was in dieser Woche ansteht. Vom Kalender her ist es für beide eine ganz normale Woche: Keine Feiern, Einladungen oder Ausflüge, keine vorhersehbaren Stresssituationen oder andere Dinge, die üblicherweise mit erhöhtem Alkoholkonsum einhergehen. Sie trauen sich deshalb zu, in der nächsten Woche deutlich weniger zu trinken als die Woche(n) zuvor und legen Grenzwerte für sich fest.
Andreas möchte an einem Tag gar keinen Alkohol trinken (bisher: 0) und höchstens 3 SE pro Trinktag (bisher: 5,8, im Durchschnitt 4,5) sowie maximal 16 SE in der ganzen Woche (bisher: 31,8) konsumieren. Diese Reduktion erscheint ihm realistisch, nachdem er zusammen mit seiner Frau gedanklich Tag für Tag der nächsten Woche durchgegangen ist und sich bereits für jeden Tag sein Tageslimit überlegt hat.
Bettina hat für die nächsten sieben Tage folgenden Plan aufgestellt: ein alkoholfreier Tag (bisher: 0), höchstens 2 SE pro Trinktag (bisher liegt sie an vier Tagen über 3 SE, im Durchschnitt bei 2,7) und maximal 9 SE in der ganzen Woche (bisher: 18,6). Bettina geht also davon aus, dass sie auch Tage mit bis zu 2 SE hat, aber nicht an allen sechs Trinktagen 2 SE konsumiert – sonst käme sie auf 12 SE statt der geplanten maximal 9 SE.

Nach der Zielfestlegung geht es darum, dass Sie Ihre drei Zielvorsätze in die Tat umsetzen – und Ihr Trinktagebuch weiterführen. Benutzen Sie dafür das Pocket-Trinktagebuch (s. Seite 104 oder unter www.trias-verlag.de/kontrolliertes-trinken.) Dort sind der Ort, an dem getrunken wird und die dabei anwesenden Personen in einer Spalte zusammengefasst. Zwei Spalten sind neu (s. Andreas' und Bettinas Pocket-Trinktagebuch, Seite 55 und 60): Die vierte (»Anzahl«) und die letzte Spalte (Häkchen und Strich).

Die Spalte »Anzahl« (gemeint ist Anzahl SE) ist in zwei Unterspalten geteilt: »Ist« und »Plan«. Zunächst zur Unterspalte »Plan«: Tragen Sie als Erstes unter diese Spalte bei »Wochensumme« die geplante Maximalzahl an Standardeinheiten für die ganze Woche ein (Andreas notiert hier 16, Bettina 9). Rechts daneben schreiben Sie bei »Plan« die Anzahl der geplanten alkoholfreien Tage auf (sowohl Andreas als auch Bettina notieren hier eine 1), links neben »Wochensumme« tragen Sie unter »Tageshöchstmenge« die geplante Maxi-

WICHTIG

Wochenziele festlegen

Meine Ziele für die kommenden 7 Tage lauten:

1. Ich will an ____ Tagen keinen Alkohol trinken.
2. Die Anzahl an Standardeinheiten pro Trinktag soll ____ nicht überschreiten.
3. Insgesamt will ich in den kommenden 7 Tagen nicht mehr als ____ Standardeinheiten zu mir nehmen.

Falls es Ihnen möglich erscheint: Planen Sie auch einmal eine ganze alkoholfreie Woche ein. Alkoholfreie Wochen stellen eine gute vorbeugende Maßnahme gegen ein Abgleiten in gewohnheitsmäßig hohen Alkoholkonsum und eine Abhängigkeitsentwicklung dar – und geben Ihrem Körper Zeit zur Regeneration.

malzahl der SE an Trinktagen ein (bei Andreas sind es 3, bei Bettina 2.

Nun zu den einzelnen Wochentagen der Unterspalte »Plan«. Sie können hier auf zweierlei Weise verfahren. Entweder Sie tragen vor Beginn jeder neuen Woche bei jedem Wochentag pauschal die maximale Anzahl an Standardeinheiten ein, die Sie an keinem der folgenden sieben Tage überschreiten möchten. Diese Variante wählt Bettina. Sie trägt von Montag bis Samstag als Obergrenze (»Plan«) 2 SE ein. Mit anderen Worten: Bettina hält sich an allen sechs Tagen offen, bis zu 2 SE zu konsumieren – will aber stets im Auge behalten, dass sie in der ganzen Woche nicht über maximal 9 SE kommt. Um ihr Wochenziel (max. 9 SE) zu erreichen, muss sie also tageweise weniger als 2 SE trinken. Beim Sonntag steht eine Null, da es ihr an diesem Tag am leichtesten erscheint, auf Alkohol zu verzichten (ihr Mann ist zu Hause und sie haben nicht geplant wegzugehen).

Tipp

Setzen Sie Ihre Ziele so, dass Sie sie erreichen können. Der Erfolg, den Sie sich Tag für Tag und Woche für Woche verschaffen, wird Sie motivieren, das Programm so lange fortzuführen, bis Sie mit Ihrem Trinkverhalten zufrieden sind.

Sie können aber auch für jeden Tag andere Höchstmengen festlegen, falls Ihnen das lieber ist. Diese Variante lädt dazu ein, das geplante Limit den zu erwartenden Gegebenheiten jedes Tages anzupassen. Andreas hat sich für diese Variante entschieden. Mit dieser Vorgehensweise hat er innerhalb der Woche keinen Planungsspielraum mehr. Das erfordert mehr Disziplin: Er darf an keinem Tag seine festgelegten SE überschreiten, um sein Tagesziel zu erreichen.

Andreas

» Der Alltag zeigt, ob man den eigenen Trinkplan auch wirklich einhalten kann.

Andreas hat von Montag bis Donnerstag 2 SE als Obergrenze gewählt und für Freitag (Treffen mit den Freunden) und Samstag (Restaurantbesuch mit Freunden vorgesehen) 1 SE mehr eingeplant. Von Montag bis Donnerstag möchte er in der Firma nicht mehr als drei einfache Schnäpse trinken (je 2 cl = 6 cl = 1 SE) und es abends zu Hause bei einer Flasche Bier belassen (ebenfalls 1 SE). Für Sonntag hat er einen alkoholfreien Tag eingeplant, da er mit seiner Frau eine Wanderung vorhat und überzeugt ist, an diesem Tag gut ohne Alkohol auszukommen. Würde er seine Tageshöchstgrenzen die ganze Woche einhalten, käme er auf insgesamt 14 SE in der nächsten Woche – und würde damit die festgelegte 16 SE-Obergrenze um 2 SE unterschreiten. Er hat sich ganz bewusst diesen Puffer von 2 SE eingeräumt, »falls nicht alles nach Plan läuft«. Das heißt: Er könnte an einem oder mehreren der Tage mehr trinken (maximal 2 SE mehr), als er es für den entsprechenden Tag geplant hat, und würde seine Wochenobergrenze trotzdem noch einhalten.

Sie sehen, dass man bei der wochenweisen Zielfestlegung viel »schieben« kann. Experimentieren Sie ein wenig, Sie werden schon nach kurzem Ausprobieren herausfinden, wie Sie beim Aufstellen Ihres Wochenplans am besten vorgehen.

Die Spalte »Anzahl/Ist« des Pocket-Trinktagebuchs dient der Eintragung des tatsächlichen täglichen und wöchentlichen Konsums sowie der alkoholfreien Tage.

Tipp

Testen Sie bei der Zielfestlegung unterschiedliche Vorgehensweisen und Höchstmengen aus. Die richtigen Ziele sind diejenigen, die Sie fordern, aber nicht überfordern.

Der zweite Zusatz im Pocket-Trinktagebuch betrifft die letzte Spalte, in der oben bereits ein grüner Haken und ein schwarzer Strich eingetragen sind:

Machen Sie bei jedem Tag einen grünen Haken, wenn Sie Ihr Tagesziel erreicht haben oder einen schwarzen Strich, wenn dies nicht der Fall ist. Das Gleiche gilt für die »Tageshöchstmenge«, »Wochensumme« und »Alkoholfreien Tage« in der letzten Zeile des Pocket-Trinktagebuchs.

Für das Einhalten der Anzahl alkoholfreier Tage, der Tageshöchstmenge (an allen Tagen) und des Wochengesamtkonsums tragen Sie einen grünen Haken ein. Erreichen Sie Ihr Ziel nicht, markieren Sie das mit einem schwarzen Strich.

Pocket-Trinktagebuch von Andreas: Die Eintragungen zeigen seine Wochenziele und seinen tatsächlichen Alkoholkonsum in der ersten Woche des kontrollierten Trinkens.

Woche vom: 13. 01. 2020 bis 19. 01. 2020

Tag	Uhrzeit	Art und Menge des Alkohols	Anzahl Ist	Anzahl Plan	Ort/anwesende Personen	Auslöser (Gefühle, best. Gedanken)	✔ / –
MO	16:35	3 kl. Cognac (je 2 cl)	1	2	Büro/alleine	Verschnaufpause	✔
	20:00	1 Fl. Bier (0,5)	1		Wohnzimmer/Frau	zum Genießen bei TV	
DI	16:50	3 kl. Cognac (je 2 cl)	1	2	Büro/alleine	Verschnaufpause	✔
	20:00	1 Fl. Bier (0,5)	1		Wohnzimmer/Frau	zum Genießen	
MI	16:10	6 kl. Cognac (je 2 cl)	2	2	Büro/alleine	Ärger, Arbeitsdruck	–
	19:00	3 Bier (je 0,4 l)	2,4		Bowlinghalle/ Bowlingfreunde	schönen Abend machen	
DO	18:00	1 Fl. Bier	1	2	zu Hause/z. T. mit Frau	zum Entspannen	✔
FR	16:35	6 Bier (je 0,3 l)	3,6	3	Stammkneipe/ Freunde	fröhlich sein, Druck ablassen	–
SA	19:25	2 Gl. Wein (je 0,2)	2	3	Restaurant/Frau, Freunde	zum guten Essen	✔
SO				0			✔

Tageshöchstmenge: Plan: **3** Ist: **4,4** — **Wochensumme:** Plan: **16** Ist: **15** ✔ — **Alkoholfreie Tage:** Plan: **1** Ist: **1** ✔

Andreas

» Nicht an jedem Tag habe ich mich an meine Vorgaben gehalten.

Am Montag und Dienstag habe ich meine Obergrenze genau eingehalten (je 2 SE). Ich habe in der Firma nur drei einfache Schnäpse getrunken (je 2 cl = 6 cl = 1 SE) und abends zu Hause nur ein Bier (1 SE), wie geplant. An beiden Tagen konnte ich einen grünen Haken setzen. Am Mittwoch habe ich mich aber über einen Kollegen geärgert, der Zuarbeiten für mich nicht abgeschlossen hat. Das hat mir an diesem Tag zusätzliche Arbeit eingebracht. Um meinen Ärger im wahrsten Sinne des Wortes besser runterschlucken zu können und mit dem Zeitdruck besser zurechtzukommen, habe ich an diesem Nachmittag doppelt so viel Cognac getrunken, wie ich eigentlich wollte (sechs einfache Cognac = 12 cl = 2 SE).

Nachdem ich meine Alkoholobergrenze während der Arbeitszeit überschritten hatte (um 6 cl = 1 SE), habe ich mir vorgenommen, zum Ausgleich am Abend keinen Alkohol zu trinken. Beim Bowlen konnte ich es aber nicht lassen und bestellte doch ohne langes Überlegen ein Bier. Bis zum Ende des Abends wurden es drei Bier – ein Bier weniger als die Woche davor (so viel wollte ich auf keinen Fall trinken). In der Summe des Tages hatte ich dann blöderweise 4,4 SE statt der geplanten 2 SE. Deshalb habe ich an diesem Tag einen schwarzen Strich markiert – was mich ziemlich wurmt.

Meine Ausrutscher stören mich auf jeden Fall!

Für den nächsten Tag hatte ich mir fest vorgenommen, diesen »Schnitzer« wieder auszugleichen und im Büro keinen Alkohol und abends nur ein, höchstens zwei Flaschen Bier zu trinken. Im Büro habe ich das geschafft. Als ich dann aber nach Hause fuhr, habe ich gemerkt, dass ich eine Pause brauche, in der ich normalerweise Cognac trinken würde. Zu Hause fiel es mir glücklicherweise nicht sonderlich schwer, es bei einem Bier zu belassen – ich war stolz, einen grünen Haken setzen zu können. Am Freitag habe ich mein Limit leicht überschritten, weil ich mit meinen Freunden im Stammlokal ein Bier mehr getrunken habe (sechs Bier zu je 0,3 l = 3,6 SE), als ich ursprünglich wollte (fünf Bier = 3 SE) – aber immerhin bin ich ganz bewusst unter der Menge der Vorwoche geblieben (sieben Bier = 4,2 SE). Abends zu Hause habe ich nichts mehr getrunken.

Aber sogar die Abweichung von 0,6 SE hat mich gestört, deshalb habe ich am nächsten Tag (Samstag) 1 SE weniger getrunken, als ich hätte trinken »dürfen«. Außerdem wollte ich unbedingt unter meiner veranschlagten Höchstgrenze von 16 SE in der ganzen Woche bleiben und dafür habe ich am Samstag weniger als 3 SE und am Sonntag wie geplant gar keinen Alkohol trinken dürfen. Beides gelang mir leichter, als ich vermutet hatte. Ich bin richtig stolz darauf, Herr über

meinen Alkoholkonsum zu sein und fühle mich auch körperlich prima mit der relativ geringen Alkoholmenge am Samstag und Sonntag. Beide Tage konnte ich mit einem grünen Haken abschließen, auch die »alkoholfreien Tage« und die »Wochensumme«. Bei »Tageshöchstmenge« musste ich dagegen leider einen schwarzen Strich machen und als tatsächliche Höchstmenge 4,4 SE eintragen, geplant hatte ich nur 3 SE.«
Seine tatsächlichen Konsumwerte überträgt Andreas nach jeder Woche in die Verlaufskurve, die sich am Ende des Pocket-Trinktagebuchs befindet und im Buchteil 3 beschrieben wird. Das macht er Woche für Woche, sodass er einen guten Überblick gewinnt, wie sich sein Alkoholkonsum entwickelt.

Wenn Sie an einem Tag Ihr selbst gestecktes Tagesziel nicht erreicht haben, ist das noch kein Beinbruch. Versuchen Sie trotzdem die Wochensumme einzuhalten, indem Sie an einem anderen Tag weniger Alkohol trinken als geplant.

Andreas' Erfahrungen mit der Umsetzung des kontrollierten Trinkens sind in vielerlei Hinsicht ganz typisch: Nicht alles, was Sie sich vorgenommen haben, klappt auf Anhieb, und auch später erreichen Sie Ihre Ziele vermutlich nicht immer. Davon sollten Sie sich nicht entmutigen lassen, denn meistens überwiegt das Erreichte das Nichterreichte. So ist es auch bei Andreas: Er hat an zwei Tagen mehr getrunken, als er wollte – aber an fünf Tagen ist es ihm gelungen, seine selbst gesetzte Grenze von 3 SE nicht zu überschreiten. Außerdem hat er es geschafft, einen alkoholfreien Tag einzulegen und unter der festgelegten Wochenhöchstmenge zu bleiben.

Was tue ich, wenn ich meine Ziele nicht alle erreiche?

Wichtig ist es, die Zielabweichungen ernst zu nehmen, aber kein Drama daraus zu machen. Also: Wenn Sie eines oder mehrere Ihrer drei Ziele einmal nicht erreichen sollten – was völlig normal ist! – bleiben Sie gelassen:

Die Entscheidung, die Sie für die kommenden sieben Tage getroffen haben, ist nicht in Stein gemeißelt. Nach jeder Woche können Sie, aus Ihren Erfahrungen lernend, Ihre Ziele neu festlegen!

Andreas

» Es ist ganz normal, seine Ziele auch mal nicht zu erreichen.

Andreas glich die Überschreitung seines Limits von 3 SE am Mittwoch dadurch aus, dass er am nächsten Tag (Donnerstag) 1 SE herunterging. Ähnlich verfuhr er von Freitag (3,6 SE) auf Samstag (2 SE). Er hatte vor Augen, unter seinem Wo-

chenlimit zu bleiben. Andere Menschen steuern dem Überschreiten ihrer Wochenobergrenze gegen, indem sie nach Überschreiten ihrer Tagesobergrenze am nächsten Tag einen alkoholfreien Tag einlegen – ebenfalls eine bewährte und sinnvolle Methode der »Feinsteuerung« beim kontrollierten Trinken.
Bereits in der ersten Woche hat Andreas gemerkt, dass es manche beruflichen (Ärger, Zeitdruck und schwierige Arbeiten) und privaten Situationen (Zusammensein mit den Freunden in der Stammkneipe) gibt, die es ihm schwer machen, seinen Plan einzuhalten. Hier ist es notwendig, sich von vornherein zu überlegen, wie man mit diesen Situationen umgehen will (s. Schritt sechs).

» Ich habe meinen Wochenplan geändert, jetzt kann ich ihn besser einhalten.

Nachdem ich im Alltag herausgefunden habe, welche Ziele zu hoch gesteckt waren, habe ich meinen Konsumplan für die nächste Woche etwas angepasst: Nächste Woche möchte ich wieder maximal 16 SE als Wochenlimit erreichen und einen alkoholfreien Tag einlegen. Für Freitag habe ich 4 SE und dafür am Samstag nur 2 SE eingetragen. Das ist für mich besser einzuhalten. Die anderen Tage waren ok. Mein Ziel ist es, an drei bis vier Tagen pro Woche keinen Alkohol zu trinken und generell nicht bei der Arbeit. Beim Freitagsumtrunk mit meinen Freunden will ich höchstens die Hälfte von dem trinken, was ich sonst gewöhnt bin. Als Gesamtkonsum finde ich 8 SE pro Woche in Ordnung.«
Andreas wird noch einige Wochen oder Monate brauchen, bis er nahe an sein Idealziel herangekommen ist oder es erreicht hat – und dabei die Erfahrung machen, dass es nicht immer glatt läuft und manche Hürden überwunden werden müssen. Darauf kommen wir in den nachfolgenden Kapiteln zurück.

Gehen Sie Woche für Woche so vor, dass Sie die Ziele, die sich bewährt haben, beibehalten und die korrigieren, die nicht realistisch waren. So können Sie sie in der Folgewoche erfolgreich umsetzen.

Nichts motiviert mehr als der Erfolg, den Sie sich Tag für Tag und Woche für Woche verschaffen – bis sich ein Trinkverhalten eingespielt hat, mit dem Sie zufrieden sind.

Richten Sie Ihren Blick auf Ihre Erfolge, anstatt die Misserfolge zu zählen. Belohnen Sie sich selbst, wenn Sie Ihre Ziele erfolgreich eingehalten haben.

Sie können und sollten sich für Ihre Erfolge »belohnen«, so motivieren Sie sich dauerhaft. Manchen Menschen hilft es, sich ganz gezielt etwas Schönes vorzunehmen, wenn sie Fortschritte beim kontrollierten Trinken machen. Das kann von Person zu Person sehr Unterschiedliches bedeuten:

schön essen gehen, einen Ausflug unternehmen, sich einen exklusiven Sitzplatz in einer Musikaufführung genehmigen usw. Noch attraktiver werden schöne Dinge – etwa eine Städtereise – wenn Sie sie zusammen mit einem anderen Menschen genießen. Andreas und seine Frau haben beispielsweise festgelegt, für jede erfolgreiche Woche der Trinkbegrenzung 20 Euro in ein Sparschwein zu werfen und sich davon später etwas besonders Schönes zu gönnen. Wenn beide nach vier Monaten eine positive Bilanz ziehen, möchten sie ein verlängertes Wochenende in einer schönen Stadt verbringen.

Die Entscheidungen, die Sie für die kommenden sieben Tage getroffen haben, gelten nicht von jetzt ab für immer.
Nach jeder Woche können Sie, aus Ihren Erfahrungen lernend, Ihre Ziele neu festlegen!

Bettina

» Mich hat es viel Kraft gekostet, meinen Wochenplan einzuhalten.

Auch Bettina hat ihr Trinktagebuch genau ausgefüllt. In dieser Woche hat sie erhebliche Erfolge bei der Alkoholreduktion verbuchen können. Sie hat den geplanten alkoholfreien Tag eingehalten, reduzierte ihren Wochenkonsum von 18,6 SE auf 8,9 SE und blieb somit unter ihrer festgelegten Wochenobergrenze (9 SE). Und sie hat an fünf der sieben Tage ihr geplantes Tagesmaximum (2 SE) nicht überschritten.
»Auch, wenn ich ganz viele grüne Häkchen am rechten Rand meines Trinktagebuchs sehe, bin ich irgendwie nicht richtig zufrieden. Ich merke, dass es mich viel Kraft kostet, den Plan genau einzuhalten. Glücklich war ich in dieser Zeit nicht. Meine innere Unruhe habe ich deutlicher gespürt als sonst. Außerdem habe ich mich über mich selbst geärgert, weil ich mich nicht getraut habe, meiner Freundin und meinen guten Freunden, die am Samstagabend zum Abendessen bei mir waren, klar zu sagen, dass ich keinen Alkohol mehr trinken möchte, als ich gemerkt habe, dass es genug ist. Ich dachte, es wäre unhöflich und würde die anderen vor den Kopf stoßen, wenn ich als Einzige nicht mittrinke. Mir ist klar, dass ich solche Situationen meistern muss, wenn ich insgesamt besser mit Alkohol zurechtkommen will. Deshalb brauche ich unbedingt Anregungen, wie ich souveräner werden kann und den Verlockungen besser widerstehe. Ich erhoffe mir deshalb einige Tipps im nächsten Schritt: »Wählen Sie die richtige Strategie.«

Pocket-Trinktagebuch von Bettina: Die Eintragungen zeigen ihre Wochenziele und ihren tatsächlichen Alkoholkonsum in der ersten Woche des kontrollierten Trinkens.

Woche vom: 13. 01. 2020 bis 19. 01. 2020

Tag	Uhrzeit	Art und Menge des Alkohols	Anzahl Ist	Anzahl Plan	Ort/anwesende Personen	Auslöser (Gefühle, best. Gedanken)	✓ / –
MO	15:05	1 Glas Prosecco (0,1 l)	0,5	2	Bistro/andere Gäste	Trinkgenuss zum Essen	–
	16:45	3 Gläser Sekt (je 0,1 l), 2 Kräuterlikör (je 2 cl)	2,1		zu Hause/Freundin zu Besuch	will sie nicht enttäuschen	
DI	15:20	1 Glas Sekt (0,1 l)	0,5	2	zu Hause/alleine	Energie für Hausarbeit	✓
	19:00	1 Glas Sekt (0,1 l)	0,5		Wohnzimmer/alleine	fühle mich unruhig	
MI	14:20	1 Glas Prosecco (0,1 l)	0,5	2	Bistro/andere Gäste	fühle mich nervös	✓
	18:00	2 Gläser Sekt (je 0,1 l)	1		zu Hause/alleine	Langeweile	
DO	17:10	1 Glas Sekt (0,1 l)	0,5	2	zu Hause/alleine	innere Unruhe	–
	18:30	2 Gläser Sekt (je 0,1 l), 3 Kräuterlikör (je 2 cl)	1,8		zu Hause/Freundin zu Besuch	will mit Freundin eine gute Zeit haben	
FR	14:20	1 Glas Sekt (0,1 l)	0,5	2	zu Hause/alleine	innerlich ruhig werden	✓
SA	19:05	2 Gläser Wein (je 0,1 l)	1	2	zu Hause/Freunde zu Besuch	will nicht auffallen	✓
SO				0			✓

Tageshöchstmenge: Plan: 2 Ist: **2,6** — **Wochensumme:** Plan: **9** Ist: **8,9** ✓ — **Alkoholfreie Tage:** Plan: **1** Ist: **1** ✓

6. Wählen Sie die richtigen Strategien

In Schritt fünf haben Sie Ihre Trinkziele für die folgenden sieben Tage festgelegt. Im folgenden sechsten Schritt geht es darum, sich Tricks bzw. Strategien zurechtzulegen, um diese Ziele möglichst gut zu erreichen. Im Folgenden ist eine Reihe an Erfolg versprechenden Tricks zusammengestellt, aus der Sie drei für sich auswählen und auf die Sie sich die kommende Woche konzentrieren sollten:

WICHTIG

So trinken Sie weniger

- Ich fülle täglich mein Trinktagebuch aus (und trinke am nächsten Tag erst dann Alkohol, wenn ich es ausgefüllt habe).
- Ich trinke vor und nach jedem alkoholischen Getränk ein nichtalkoholisches Getränk, und zwar __________ __________________________.
- Ich trinke nicht vor __________ Uhr und nicht mehr nach __________ Uhr.
- Ich trinke langsamer, indem ich kleine Schlucke nehme und das Glas öfters abstelle. In 30 Minuten trinke ich höchstens ______________.
- Ich trinke (öfters) alkoholreduzierte Getränke (»light« etc.), nämlich ______________.
- Ich lege mir einen Vorrat meiner folgenden nichtalkoholischen Lieblingsgetränke zu: ____________________.
- Ich trinke nicht mehr mit folgenden Personen, die mich in Versuchung bringen, mehr Alkohol zu trinken, als ich möchte: ____________________.
- Ich meide folgende Orte oder Situationen, die mich in Versuchung bringen, mehr Alkohol zu trinken, als ich möchte: ____________________.
- Ich nutze meine Zeit für etwas anderes, als Alkohol zu trinken: Ich tue folgende Dinge, die mir Spaß machen, Freude oder Entspannung bringen: ____________________.
- Andere, für mich hilfreiche Tricks: ____________________.

Wählen Sie drei dieser Strategien – oder überlegen Sie sich andere – auf deren systematischen Einsatz Sie sich die nächsten sieben Tage konzentrieren möchten. Erfahrungsgemäß sind mehr als drei Strategien im Alltag kaum konsequent zu beachten. Lesen Sie sich von Woche zu Woche die möglichen Strategien durch. Experimentieren Sie einmal mit bisher nicht genutzten Strategien und tauschen Sie Strategien aus, die sich in der Vorwoche nicht bewährt haben. Die für Sie passenden Strategien lassen sich im Allgemeinen in wenigen Wochen herausfinden.

Für Situationen, in denen Sie mit Leuten zusammen sind, die Alkohol trinken – insbesondere mit »Vieltrinkern« –, sollten Sie sich im Voraus überlegen, ob Sie überhaupt Alkohol trinken möchten. Wenn Sie keinen Alkohol oder – nach Erreichen der für diesen Tag gesetzten Konsumobergrenze – keinen mehr trinken möchten, ist es gut, bei Alkoholangeboten ein passendes Nein parat zu haben. Zum Beispiel: »Nein, danke. Ich hätte gerne einen Orangensaft.« Wenn es Ihnen angemessen erscheint, können Sie Ihr Nein erklären.

Befreundete Menschen sollten Sie ohnehin damit vertraut machen, wie Sie zukünftig mit Alkohol umgehen möchten (s. Schritt zwei). Nahestehende Menschen (Partnerin bzw. Partner, guter Freund oder Arbeitskollege etc.) sind in der Regel bereit, Sie aktiv zu unterstützen, Ihren Vorsätzen treu zu bleiben. So können sie zum Beispiel Trinküberredungsversuche anderer stoppen oder gemeinsam mit Ihnen alkoholfreie Abende einlegen.

Tipp

Trinken Sie nach jedem alkoholhaltigen Getränk ein alkoholfreies. Und denken Sie daran, dass auch alkoholreduzierte Getränke, zum Beispiel »Light-Bier« mit 2,5 % Vol. Alkohol, die Anzahl SE, die Sie zu sich nehmen, reduzieren.

Andreas

» Ich weiß jetzt, wie ich mich selbst überlisten kann.

Andreas hat verschiedene Strategien ausprobiert, um seine wöchentlichen Konsumobergrenzen einzuhalten. Letztlich haben sich bei ihm folgende Strategien bewährt:
»Ich trinke erst dann etwas, wenn ich die Alkoholmenge des Vortags schon eingetragen habe. Ich habe nämlich gemerkt, dass ich schnell mehr trinke als geplant, wenn ich beim Ausfüllen des Trinktagebuchs nachlässig werde, auch wenn es anfangs nur kleine Mengen sind, die ich dann zu viel trinke. Für mich ist es am einfachsten, wenn ich das Trinktagebuch in meinen Geldbeutel stecke, damit ich es auch unterwegs ausfüllen kann. Zu Hause lege ich es auf den Esstisch, an dem ich und meine Frau oft sitzen, so habe ich es immer im Blick. Meine Frau findet es sehr gut, dass ich auf diese Weise meinen Alkoholkonsum im Blick behalte – was mich wiederum freut und ermutigt, meine Vorsätze nicht aus dem Auge zu verlieren.

Mein Trick, den Durst nicht mit Bier zu löschen, klappt super.

Außerdem wende ich noch einen Trick an, um meinen Durst nicht mit Alkohol zu löschen: Nach jedem alkoholischen Getränk trinke ich ein großes nichtalko-

holisches Getränk (mindestens 0,3 l). So fühle ich mich recht schnell »gefüllt« und habe dann deutlich weniger Lust darauf, überhaupt noch etwas zu trinken. Zu Hause habe ich immer einen Vorrat an nichtalkoholischen Getränken, die ich gerne trinke (Ananassaftschorle, ein spezielles alkoholfreies Bier, Orangensaft). Wenn ich unterwegs bin, bestelle ich mir genau diese Getränke.
Diesen Trick nutze ich auch beim Freitagsumtrunk mit meinen Freunden: Ich trinke erst ein großes nichtalkoholisches Getränk, um meinen Durst zu löschen und kein Bier. Ich war total erstaunt darüber, dass auch viele meiner Freunde nicht gleich etwas Alkoholisches bestellen. Danach trinke ich langsamer, d.h. ich nehme kleinere Schlucke und stelle das Glas öfters ab. Meine Richtlinie ist: Nicht mehr als ein Glas Bier (0,3 l) in einer halben Stunde. Die Obergrenze ist erreicht, wenn auf meinem Bierdeckel fünf Striche markiert sind. Auf flapsige Sprüche (»Schmeckt Dir das Bier nicht mehr?«) habe ich immer eine passende Antwort parat.«

Bettina

» Ich habe jetzt tolle Alternativen zum Alkohol gefunden.

Bettina hat in den ersten Wochen ebenfalls verschiedene Strategien ausprobiert und die folgenden für sich als sinnvoll herausgefunden (das Trinktagebuch füllt sie ohnehin täglich aus):
»Mein Mann hat mich davon überzeugt, meine Freundin einzuweihen und ihr zu erzählen, dass ich gerade dabei bin, meinen Alkoholkonsum zu reduzieren, weil er mir nicht guttut. Ich erklärte ihr, wie das Programm zum kontrollierten Trinken genau funktioniert. Es hat sie sehr interessiert! Sie hat mich ermutigt, auf jeden Fall am Ball zu bleiben, und sogar beschlossen, selbst jetzt auch mehr auf ihren Alkoholkonsum zu achten.
Wir haben abgemacht, keinen Alkohol mehr zu trinken, wenn wir uns treffen und eine Liste der alkoholfreien Getränke zusammengestellt, die wir beide gerne trinken (Latte Macchiato, bestimmte Säfte, alkoholfreie Cocktails). Ich besorge die entsprechenden Getränke jetzt immer und manchmal bringt auch meine Freundin etwas mit. Alkoholfreien Sekt haben wir auch schon ausprobiert, ab und zu greifen wir auf diese Variante zurück, um auf Sekt – den wir beide sehr mögen – nicht ganz verzichten zu müssen.

Ich konzentriere mich auf die Getränke, die keinen Alkohol enthalten und mir trotzdem prima schmecken.

Eine weitere positive Erfahrung war für mich, dass ich nach der Arbeit wieder aktiver geworden bin und nicht nur zu Hause »rumhänge«. Dadurch, dass ich weniger trinke, kann ich mich auch leichter dazu aufraffen. Bei den vielen Aktivitäten, die ich mit verschiedenen Freundinnen un-

ternehme (Kino, Theater, Ausstellungen, Musikveranstaltungen u.a.), denke ich meistens kaum an Alkohol – und fühle mich viel ausgeglichener.
Bei Geburtstagen oder Jubiläen in der Firma lautet meine klare Standardantwort »Nein danke, ich nehme einen Orangensaft« – das wird von fast allen ohne Nachfrage akzeptiert. Ich weiß inzwischen auch, was ich sagen kann, wenn ich trotzdem immer wieder animiert werde, doch einen mitzutrinken.«

Haben Sie keine Angst vor dummen Sprüchen. Viele Menschen, die ihren Alkoholkonsum reduzieren möchten, haben Angst, den Spott der anderen auf sich zu ziehen. Legen Sie sich für den Anfang einige passende Antworten parat. Sie werden sehen, Ihre Mitmenschen gewöhnen sich schnell an Ihr neues Trinkverhalten.

- »Ich weiß, wie viel mir guttut.«
- »Ich habe beschlossen, kürzerzutreten.«
- »Es bekommt mir nicht gut, mich abzufüllen.«
- »Warum ist es dir so wichtig, dass ich mehr trinke?«

7. Erkunden Sie Ihre Risikosituationen

Eine Risikosituation ist eine Situation, in der Sie Alkohol trinken, obwohl Sie gar keinen trinken wollten, bzw. in der Sie mehr Alkohol trinken, als Ihnen lieb ist. Wenn Sie Ihre Risikosituationen gut kennen, können Sie sie gezielt »entschärfen« oder ihnen aus dem Weg gehen.

Eine erste Möglichkeit, Ihre persönlichen Risikosituationen herauszufinden, bieten Ihre ausgefüllten Trinktagebücher. Wenn Sie dort in die Spalte Auslöser schauen: Was hat Sie zum Alkoholtrinken bewegt? Welche Beweggründe wiederholen sich?

Andreas und Bettina

» Die Risikofaktoren fürs Trinken sind bei beiden unterschiedlich.

Ein Blick in Andreas' Trinktagebuch zur Bestandsaufnahme (Ausgangswerte s. Seite 44 und 45) macht deutlich, dass seine Hauptrisiken für übermäßiges Trinken im Stress bei der Arbeit liegen. Alkohol ist dort sein ritualisiertes Mittel »zum Durchatmen«, sein Übergang von der Tagesarbeit zur Nachmittagsarbeit und dient zum Ärgerablassen. Außerdem trinkt er mehr, wenn er mit Freunden zusammen ist. Auch abends zum Essen, vor dem Fernseher oder bei anderen eingeschliffenen Gewohnheiten greift er zum Alkohol. Bettinas Trinktagebuch (Ausgangswerte s. Seite 46 und 47) führt vor Augen, dass sie trinkt, um besser mit unangenehmen Gefühlen zurechtzukommen, mit ihrer inneren Unruhe, den Ängsten, der Unsicherheit, der Langeweile, mit Unzufriedenheit, Ärger und Grübeleien. Aber auch beim Zusammensein mit ihrer Freundin oder beim guten Essen gehört bei ihr Alkohol dazu.

Ein zweiter Weg, Risikosituationen zu entdecken, bietet die folgende Checkliste, mit der Sie herausfinden können, wann Sie üblicherweise zu Alkohol greifen.

Wie Sie in der Checkliste sehen, lassen sich vier Bereiche von Beweggründen (= Risikobereiche) unterscheiden, weshalb manche Menschen Alkohol – und häufig zu viel Alkohol – trinken:

- um belastende Gefühle besser zu ertragen, z. B. Ängste, Depressionen, innere Unruhe, Langeweile, Enttäuschungen, Verlusterlebnisse, Schuldgefühle, Einsamkeit,
- um Dinge zu tun, die ohne Alkohol schwerfallen, z. B. auf jemand anderen zugehen, aus sich herausgehen,
- um ein angenehmes Gefühl oder eine gute Stimmung zu steigern, zum Beispiel auf einer Feier, Sportveranstaltung, zum guten Essen, im Urlaub, nach Erfolg bei der Arbeit,
- aus Gewohnheit, zum Beispiel vor dem Fernseher, zum Mittag- oder Abendessen, bei Trinkeinladungen, nach der Arbeit mit Arbeitskollegen.

Manchmal gelingt es, Risikosituationen zu meiden. Sie können beispielsweise Feiern, bei denen erfahrungsgemäß viel getrunken wird, gar nicht erst besuchen. Oder Sie entschärfen die Situation, indem Sie von einer solchen Feier nach Hause gehen, bevor das Trinken überhandnimmt. Andere Risiken, die dauerhaft und oft auftreten – wie etwa belastende Gefühle – erfordern grundlegendere Änderungen, damit sie letztlich nicht immer wieder im Alkoholkonsum enden. Darum geht es in den folgenden beiden Schritten acht und neun.

Tipp

Nicht alle Risikosituationen lassen sich einfach meiden. Legen Sie deshalb für unvermeidbare Risikosituationen eine Vorgehensweise fest, die sie sich zutrauen und gut umsetzen können. So sind Sie gegen Versuchungen gewappnet.

WICHTIG

Was sind Ihre Risikosituationen?

Ich trinke bei belastenden Gefühlen Alkohol

- ☐ wenn ich mich niedergeschlagen oder deprimiert fühle
- ☐ wenn ich auf mich oder jemand anderen wütend bin
- ☐ wenn mir langweilig ist
- ☐ wenn ich ängstlich bin
- ☐ wenn ich traurig bin
- ☐ wenn ich enttäuscht bin
- ☐ wenn ich Schuldgefühle habe
- ☐ wenn ich gestresst bin
- ☐ wenn ich kritisiert werde
- ☐ wenn ich mich einsam fühle
- ☐ bei andere belastenden Gefühlen, nämlich: ____________________

Ich trinke, um bestimmte Dinge leichter zu erreichen

- ☐ mich in Gesellschaft wohler zu fühlen
- ☐ fremde Menschen leichter ansprechen zu können
- ☐ Sexualität besser erleben zu können
- ☐ Zuneigung oder andere Gefühle besser ausdrücken zu können
- ☐ mich besser durchsetzen oder gegen andere zur Wehr setzen zu können
- ☐ langweilige Tätigkeiten besser durchstehen zu können
- ☐ schneller einschlafen zu können
- ☐ körperliche Schmerzen zu ertragen
- ☐ als Hilfe für etwas anderes, nämlich: ____________________

Ich trinke, um eine gute Stimmung oder ein Wohlgefühl zu steigern

- ☐ um mit Freunden in guter Stimmung zu sein
- ☐ auf Partys oder anderen Feiern
- ☐ um den Geschmack des alkoholischen Getränks zu genießen
- ☐ zu besonderen Mahlzeiten
- ☐ nach sportlichen Aktivitäten
- ☐ bei Freizeitaktivitäten wie Fahrrad fahren oder Kartenspielen
- ☐ im Urlaub
- ☐ um mich selbst für Erfolg oder harte Arbeit zu belohnen
- ☐ aus anderen Gründen, aus einer zufriedenen Stimmung heraus zu trinken, nämlich: ____________________

Ich trinke aus Gewohnheit

- ☐ sobald ich von der Arbeit nach Hause komme
- ☐ zusammen mit bestimmten Personen oder Gruppen
- ☐ nach der Arbeit zusammen mit Arbeitskollegen
- ☐ während der Arbeit oder Hausarbeit
- ☐ beim Fernsehen
- ☐ wenn Alkohol zur Verfügung steht
- ☐ zu den Mahlzeiten (z. B. Mittag- oder Abendessen)
- ☐ wenn mir etwas zum Trinken angeboten wird
- ☐ aus anderen gewohnheitsmäßigen Anlässen, Alkohol zu trinken, nämlich: ____________________

Andreas und Bettina

» Sind die Risikobereiche entdeckt, kann gegengesteuert werden.

Andreas und Bettina identifizieren Trinkauslöser in allen vier Risikobereichen, wobei – in Übereinstimmung mit der Auswertung der Trinktagebücher – die Schwerpunkte bei Andreas in den Bereichen drei (Wohlgefühl steigern) und vier (Gewohnheit) liegen, aber auch belastende Gefühle bei der Arbeit (Stress, Ärger) spielen eine wichtige Rolle. Bei Bettina dominiert eindeutig der erste Bereich: Alkohol dient ihr dazu, eine Palette belastender Gefühlszustände erträglicher zu machen. Gefolgt wird dieser Beweggrund von Bereich drei, das Wohlgefühl steigern.
Die Checkliste hilft Andreas und Bettina, auf einige Risikosituationen aufmerksam zu werden, die zukünftig wieder anstehen und bedacht angegangen werden sollten: die vielen Grillfeste im Sommer bei Andreas und die diversen geschäftlichen Einladungen, zu denen Bettina ihren Mann in der Frühjahrs- und frühen Sommerzeit begleitet. Sowohl Andreas als auch Bettina ist klar, dass ihr Alkoholkonsum bei diesen Anlässen deutlich über ihrem derzeitigen Tageslimit liegen würde und – sollte sich nichts ändern – ihr Wochenplan dann aus den Fugen geraten würde. Beide wissen spontan noch nicht, wie sie sich in diesen Situationen verhalten sollen und besprechen mit ihren Partnern, welches Vorgehen bei diesen Anlässen angemessen und Erfolg versprechend scheint. Sie ziehen dabei die Hinweise aus Schritt sechs (Strategien zur Zielerreichung) heran.

Gehen Sie bedacht und gelassen mit Ausrutschern um

Im Normalfall gibt es bei jeder Veränderung kleine Rückfälle in alte Gewohnheiten – auch bei der Veränderung des Trinkverhaltens. Statt von »Rückfällen« sprechen wir hier von »Ausrutschern«. Ein Ausrutscher ist ein Stolperer, eine korrigierbare Abweichung vom gewohnten Gang. Beispiel: Andreas trinkt an einem Freitag, als ein Freund in seinem Stammlokal überraschend seine Beförderung bekannt gibt und Runden spendiert, 6 SE statt wie geplant 3 SE Alkohol. Oder Bettina konsumiert an einem Tag, an dem sie alkoholfrei bleiben wollte, Alkohol, weil sie sich mies fühlt.

Andere Varianten von Ausrutschern sind: Man »vergisst« an einem geselligen Wochenendabend die Trinkvorsätze und das Trinktagebuch und trinkt ein Bier nach dem anderen. Am Ende weiß man nicht mehr, wie viel man überhaupt getrunken hat, und muss den Wert dann im Nachhinein schätzen, was zu Abweichungen zum tatsächlich konsumierten Alkohol führen kann. Oder man bilanziert die zurückliegenden sieben Tage und stellt fest, dass man in dieser Woche fast das frühere Trinkniveau erreicht hat.

Begegnen Sie Ihren schwachen Momenten mit Wohlwollen:

- Betrachten Sie Ausrutscher als etwas völlig Normales – sie gehören zu jeder menschlichen Veränderung dazu. Gestehen auch Sie sich das zu.
- Machen Sie kein Drama aus Ausrutschern. Sie sind zwar häufig ärgerlich, machen aber nicht alles zunichte, was Sie bisher erreicht haben.
- Auf der anderen Seite sollten Sie Abweichungen von den selbst gesetzten Konsumobergrenzen ernst nehmen. Ein Ausrutscher kann nämlich auch bedeuten, dass Sie sich wieder in Richtung Ihrer alten Konsumgewohnheiten bewegen.
- Fragen Sie sich, was Sie dazu bewegen könnte, Ihre Trinkvorsätze nicht einzuhalten. Von Bedeutung könnten z. B. sein: Die Wochenziele sind zu hoch angesetzt; die eigene Lebenssituation ist immer belastender und der Alkohol vermehrt zum »Stresslöser« geworden; Sie sind leichtsinnig geworden und denken, Ihrem Alkoholkonsum keine Aufmerksamkeit mehr schenken zu müssen, weil Sie meinen, alles im Griff zu haben. Was wäre bei Ihnen wohl Faktor Nr. 1 für einen Ausrutscher?
- Planen Sie, was Sie tun möchten, um nach einem Ausrutscher zu Ihrem Konsumplan zurückzufinden. Das könnte z. B. sein: am nächsten Tag einen alkoholfreien Tag einlegen; die geplante Konsummenge an diesem Tag um ... SE reduzieren usw.
- Selbst wenn es vorkommen sollte, dass Sie über längere Zeit Ihre selbst gesetzten Konsumziele nicht einhalten: Schmeißen Sie nicht »die Flinte ins Korn«. Haben Sie Geduld – ein neuer Anlauf zur Veränderung ist immer möglich.

Wenn Sie einmal von Ihren eigenen Zielen abgewichen sind, dann betrachten Sie dies als kurzzeitigen und korrigierbaren Ausrutscher. Lassen Sie sich dadurch nicht entmutigen. Wichtig ist es, solche Abweichungen von den eigenen Zielen als kurzzeitige und korrigierbare Ausrutscher zu betrachten und mit ihnen nüchtern, optimistisch und aktiv umzugehen. Lassen Sie es nicht zu einer Spirale der Selbstentmutigung kommen.

8. Gestalten Sie Ihre Freizeit neu

Bei Menschen mit hohem Alkoholkonsum ist zumeist auch die Freizeit alkoholgeprägt. Eine systematische Alkoholreduktion bedeutet deshalb sinnvollerweise auch, in der Freizeit weniger und manchmal gar keinen Alkohol zu trinken. Wichtig ist es, sich angenehme Freizeiterlebnisse ohne Alkohol zu verschaffen. Es gilt herauszufinden, welche Dinge einem Freude bereiten, und ggf. »verschüttete« Hobbys wieder aufzugreifen. Die Liste der individuellen Möglichkeiten ist lang und reicht von Fahrrad fahren über Verschönerungen der Wohnung durchführen bis zum Belegen eines Tanzkurses. Wählen Sie lieber Freizeitbeschäftigungen, die eigenes Aktivsein erfordern, anstatt vor dem Fernseher zu sitzen oder anderen Formen des »Abhängens« zu frönen, denn wenn Sie aktiv sind, stellt sich seltener ein Verlangen nach Alkohol ein.

Versuchen Sie es auch einmal mit Entspannung und innerer Sammlung. Techniken wie Autogenes Training, Progressive Muskelrelaxation nach Jacobson, Achtsamkeitsübungen, Meditation, Tai Chi, Yoga usw. können nützlich sein. Volkshochschulkurse und im Buchhandel bzw. Internet erhältliche Hörbücher bieten dazu die entsprechenden Zugänge.

Die Fähigkeit zur gezielten Entspannung ist vor allem dann hilfreich, wenn Sie ohnehin zu einer angespannten Grundstimmung neigen oder Ihr Alltag voller Belastungen ist.

Tipp

Achten Sie darauf, dass sich in Ihrem Leben Phasen der Beanspruchung und Phasen der Entspannung die Waage halten. So halten Sie eine gewisse Balance, die vor Rückfällen schützt.

Andreas und Bettina

» Planen Sie schöne Dinge, die Ihnen guttun.

Auch Andreas und Bettina nehmen die Anregung auf, es nicht bei vagen Vorsätzen der Freizeitgestaltung zu belassen, sondern einen Freizeitplan auszufüllen – auch wenn ihnen das zunächst komisch vorkommt.
Andreas: »Ich möchte meine vielen Digitalfotos, die ich auf dem PC gespeichert habe, endlich mal sortieren. Von den schönsten Fotos möchte ich Papierausdrucke machen lassen und ein Fotoalbum anlegen. Außerdem habe ich meiner Frau schon lange versprochen, dass wir einen Tanzkurs belegen, dieses Versprechen möchte ich jetzt einlösen. Mein Garten ist meine persönliche kleine Oase. Ich nehme mir vor, im Sommer spätestens um 18:30 Uhr zu Hause zu sein, um dann regelmäßig 30 Minuten im Garten verbringen zu können. Dabei kann ich innerlich »auftanken« und meine Anspannung von der Arbeit ablassen. Mit meiner Frau habe ich vereinbart, dass wir im Sommer an den Wochenenden Fahrradausflüge machen.«
Bettina: »Ich habe gemerkt, dass es mir guttut, nach der Arbeit noch etwas zu unternehmen, besonders abends. Den Alkohol vermisse ich dabei kaum. Das möchte ich unbedingt weiter so machen und außerdem wieder schwimmen gehen. Das habe ich schon sehr lange nicht mehr getan, obwohl es mir Spaß macht.«

Gute Vorsätze zu einer alkoholfreien Freizeitgestaltung sind das eine, ihre Verwirklichung das andere. Auch schöne Dinge ergeben sich im Regelfall nicht »einfach so« – schon gar nicht dann, wenn man nach der Arbeit »einen Hänger hat«. Deshalb gilt: Planen Sie Freizeitaktivitäten sieben Tage voraus – ganz analog zu Ihrem Trinkverhalten. Dazu können Sie den Freizeitwochenplans auf Seite 101 als Grundlage nehmen oder unter https://www.thieme.de/de/gesundheit/kontrolliertes-trinken-44898.htm herunterladen.

Was Sie in der Freizeit an schönen Dingen unternehmen möchten, muss keineswegs immer etwas Großes sein. Es kommt auch nicht auf die Dauer Ihrer Aktivität an. Wichtig ist nur, dass Sie für jeden Tag etwas einplanen, das Sie tun, weil Sie es möchten und weil es Ihnen guttut. Das kann ein Cafébesuch mit Zeitunglesen, ein Stadtbummel, der Besuch eines Freundes (der Sie nicht zum Trinken animiert) und vieles andere mehr sein. Probieren Sie eine Woche aus, was Ihnen Freude bereiten könnte und sammeln Sie Erfahrungen. Stellen Sie dann auf der Grundlage Ihrer Erfahrungen Ihren Freizeitwochenplan für die nächsten sieben Tage auf – im gleichen Rhythmus, in dem Sie die Wochenziele in Ihrem Trinktagebuch festlegen.

Bettina

» Nicht nur das Trinken, sondern auch schöne Unternehmungen sollten Sie genau planen.

Am Montag nach der Arbeit möchte Bettina von 15 bis ca. 16 Uhr in ihr Lieblingscafé (Schlosscafé) gehen, um dort leckeren Kuchen zu essen, Latte Macchiato zu trinken und dabei Zeitschriften zu lesen. Am Dienstagabend steht zusammen mit ihrer Freundin Brigitte ein Besuch im Atriumkino auf dem Plan, einen Film haben sie sich schon ausgesucht. Am Mittwochnachmittag möchte sie mit ihrer Freundin Marianne zum Schwimmen und Saunieren ins Hallenbad gehen, am Donnerstagnachmittag mit der gleichen Freundin eine neu eröffnete Ausstellung besuchen und am Freitagnachmittag bei schöner Musik ein Entspannungsbad mit besonderen Badezusätzen nehmen. Für Samstagabend ist mit ihrem Ehemann (Klaus) und einem befreundeten Ehepaar (Sibylle und Pit) ein Spieleabend abgesprochen und am Sonntag möchte sie nach dem Mittagessen mit ihrem Mann einen ausgedehnten Spaziergang in der nahe gelegenen Heide machen.

Es tut richtig gut, wieder aktiv zu sein.

Was ist daraus geworden? Bettina: »Ich bin total stolz auf mich. Fast alle geplanten schönen Dinge habe ich auch umgesetzt, teilweise mit leichten Zeitverschiebungen und länger als geplant (Cafébesuch, Spieleabend), teilweise auch etwas anders, als ich mir vorgenommen hatte. Am Freitag wollte ich zum Beispiel baden, hatte dann aber mehr Lust, auf der Couch zu entspannen,

BETTINAS FREIZEIT-WOCHEN-PLAN

Montag, den 24. Februar
Freizeit-aktivitäten: neue Zeitschrift lesen
von 15.00 bis 16.00 Uhr
wo? Schlosscafé
mit wem? alleine

Dienstag, den 25. Februar
Freizeit-aktivitäten: ins Kino gehen
von 19.00 bis 21.00 Uhr
wo? Atrium
mit wem? Brigitte

Mittwoch, den 26. Februar
Freizeit-aktivitäten: schwimmen und Sauna
von 15.30 bis 17.30 Uhr
wo? Hallenbad
mit wem? Marianne

Donnerstag, den 27. Februar
Freizeit-aktivitäten: Besuch der Ausstellung Max Beckmann
von 15.00 bis 16.30 Uhr
wo? Neues Museum
mit wem? Marianne

Freitag, den 28. Februar
Freizeit-aktivitäten: Entspannungsbad bei schöner Musik
von 16.00 bis 17.00 Uhr
wo? Badewanne
mit wem? alleine

Samstag, den 29. Februar
Freizeit-aktivitäten: Spieleabend
von 19.00 bis 22.00 Uhr
wo? zu Hause
mit wem? Bernd, Sibylle, Pit

Sonntag, den 1. März
Freizeit-aktivitäten: Spaziergang
von 14.00 bis 16.00 Uhr
wo? Parforceheide
mit wem? Bernd

schöne Musik zu hören und ein paar Zeitschriften zu lesen. Das habe ich dann einfach gemacht. Nur am Donnerstag hat es mit dem Ausstellungstermin nicht geklappt, weil ich erst später aus der Firma gekommen bin. Statt des Museumsbesuchs mit meiner Freundin habe ich dann ganz bewusst noch einen Stadtbummel unternommen, weil ich das immer genieße.«
Im Endeffekt hat sie also an jedem der Tage bewusst etwas Schönes unternommen – und sich dabei sehr wohl gefühlt. Diese Erfahrung hat sie gewundert – glaubte sie doch zunächst, dass sie nicht vorab sagen könne, was ihr an einem bestimmten Tag Freude bereiten würde und ein solcher Freizeitplan doch »nur mechanisch abzuarbeiten« wäre. Im Nachhinein ist sie davon überzeugt, dass sie ohne einen solchen Plan nicht so viele schöne Dinge gemacht hätte. Deshalb steht auch schon ihr neuer Plan für die nächste Woche.

Tipp

Schreiben Sie die Dinge, die Sie gerne tun, auf kleine Zettel, und legen Sie sich damit einen Zettelkasten an. Ergänzen Sie Ihre Sammlung schöner Dinge kontinuierlich und greifen Sie beim Aufstellen Ihres Freizeitwochenplans darauf zurück. So müssen Sie nicht lange überlegen, womit Sie sich eine Freude machen können.

Nutzen auch Sie den Freizeitplan (s. Seite 101) und nehmen Sie sich Dinge vor, die Ihnen Freude bereiten. Lassen Sie dabei Raum für spontane Ideen und Planänderungen, damit Ihre Freizeitplanung nicht zur Last wird – das ist nicht Sinn der Sache.

9. Gehen Sie gezielt Ihre Belastungen an

Im Regelfall berichten alle Menschen positive Erfahrungen, wenn sie ihren Alkoholkonsum reduzieren. Daneben lässt die geringere Alkoholzufuhr aber auch Belastungen, Sorgen, Anspannung, Schmerzen und anderes mehr spürbar werden. Da diese Belastungen durch kontrolliertes Trinken nicht von alleine verschwinden, ist es notwendig, sich alltäglichen und dauerhaften Belastungen gezielt zuzuwenden.

Ängste, depressive Stimmungslagen, Stress, der Verlust einer geliebten Person, Ehe- bzw. Partnerschaftsprobleme, eine Trennung oder schwere Erkrankung, Ärger, Einsamkeit, Langeweile, berufliche Über- oder Unterforderung, Arbeitsplatzverlust usw. – das alles wird ohne die gewohnte Alkoholmenge mehr oder weniger ungefiltert spürbar. Sie können aber auch ohne Alkohol Wege finden, mit diesen Belastungen umzugehen:

Ziehen Sie nahestehende Menschen ins Vertrauen und teilen Sie ihnen mit, was Sie momentan beschäftigt. Selbst wenn sich auf diese Weise Ihre Probleme nicht in Luft auflösen, werden Sie dennoch eine deutliche Entlastung spüren. Gerade unveränderbare Dinge werden durch die Tatsache, dass eine vertraute Person Ihnen zuhört und Sie Zuspruch erfahren, zumindest erträglich. Das ist eine Menge wert. Wie schon erwähnt: Bettina hat mit ihrer Freundin Marianne darüber gesprochen, dass sie seit einiger Zeit mit dem Alkohol nicht mehr gut zurechtkommt. Daraus ist ein tiefgehendes Gespräch über ihre Ängste und Beklemmungen geworden. Das hat ihr richtig gutgetan.

Sprechen Sie sich mit jemandem aus, mit dem eine Auseinandersetzung »in der Luft liegt«. Andreas beispielsweise ist mit einem Kollegen, den er eigentlich gerne mag, darüber ins Gespräch gekommen, dass er sich in letzter Zeit öfters über ihn geärgert hat, da er mehrfach das von ihm unerledigt Gebliebene abarbeiten musste.

Tipp

Suchen Sie eine Lebens-, Ehe- oder Erziehungsberatungsstelle bzw. einen niedergelassenen Psychotherapeuten auf, wenn Sie mit sich, Ihrem Lebenspartner oder Ihren Kindern nicht mehr so zurechtkommen, wie Sie es sich wünschen.

Grenzen Sie sich deutlicher ab, wenn Sie merken, dass Ihnen etwas zu viel geworden ist. Schreien Sie nicht »hier«, wenn am Arbeitsplatz, im Verein oder Privatleben Arbeiten anstehen und Sie merken, dass Ihnen alles über den Kopf wächst. Andreas hat sich mit seinem Chef zusammengesetzt und erreicht, dass er eine Aufgabe, die ihn viel Zeit kostet und die eigentlich in die Zuständigkeit eines anderen Kollegen fällt, abgeben kann.

Bettina

» Ich möchte nun mehr in meinem Leben ändern.

Jetzt, wo ich mich mit meinem Trinkverhalten auseinandersetze, ist ein guter Zeitpunkt für weitere Veränderungen. Für mich ist das kontrollierte Trinken wie ein Meilenstein: Einige Wochen nachdem ich mit dem kontrolliertem Trinken begonnen hatte, entschloss ich mich dazu, eine Psychotherapeutin miteinzubeziehen. Ich litt unter innerer Unruhe, Ängsten und Unsicherheiten, die ich unbedingt loswerden wollte. In der Therapie mache ich sehr viele positive Erfahrungen: Ich kann mit meiner Therapeutin offen über alles sprechen, was mich beschäftigt, auch über meine Ehe, in der ich mich in mancherlei Hinsicht nicht wohl fühle. Ich setze mich so mit meinen Ängsten und Unsicherheiten auseinander und lerne wieder, ich selbst zu sein und besser für mich zu sorgen. Seitdem ist auch meine innere Unruhe weniger geworden. Ich empfinde wieder richtige

Lebensfreude. Sehr wichtig ist mir, dass ich mit meiner Therapeutin, die sich mit den Programmen zum kontrollierten Trinken auskennt, über meine Trinkkontrolle sprechen kann: über das Trinktagebuch, meinen Wochenplan, die Risiken und Strategien. So habe ich nicht nur mein Trinkverhalten im Blick, sondern werde immer wieder daran erinnert, dass ich gerade dabei bin, etwas in meinem Leben zu verändern.

Bemühen Sie sich um eine neue Arbeitsstelle, wenn Sie an der alten über- oder unterfordert sind oder andere unlösbare Probleme im Raum stehen. Falls Sie momentan ohne Arbeit sind, werden Sie aktiv, suchen Sie eine neue Arbeitsstelle oder Beschäftigung.

All das ist leichter gesagt als getan. Tragfähige Lösungen zu finden braucht oft Zeit. Schon allein das Eingeständnis, dass es »so nicht weitergehen kann«, kann einige Zeit in Anspruch nehmen. Einfache Lösungen liegen besonders dann nicht auf der Hand, wenn sich Belastungen oder Probleme verfestigt haben. Machen Sie aber jetzt einen Anfang. Auch ein kleiner Schritt ist ein Anfang!

Und vergessen Sie nicht, sich täglich etwas Gutes zu tun (Schritt acht). Denn die Angriffsfläche täglicher Belastungen ist umso kleiner, je mehr Dinge Sie dagegensetzen, die Ihnen guttun.

10. Behalten Sie das neue Trinkverhalten bei

Wenn Sie alle vorigen neun Schritte umgesetzt haben, werden Sie eine deutliche Reduktion Ihres Ausgangskonsums erreicht haben. Sie können nun einiges dafür tun, um Ihre Fortschritte zu stabilisieren. Dabei spielt die eigene Kontrolle durch das Trinktagebuch eine wichtige Rolle, aber auch Tipps und Strategien zur weiteren Motivation tragen zum dauerhaften Erfolg bei.

- Führen Sie Ihr Trinktagebuch weiter – so lange, bis sich ein neues, zufriedenstellendes Trinkverhalten eingespielt hat und Sie ihm keine besondere Aufmerksamkeit mehr schenken müssen.
- Führen Sie sich die drei wichtigsten Beweggründe, weshalb es sich lohnt, Ihre Konsumreduktion beizubehalten, immer wieder vor Augen.
- Schreiben Sie sich die drei wichtigsten Tricks bzw. Strategien, die Ihnen bei der Konsumreduktion letztlich am meisten geholfen haben, auf ein Blatt und bringen Sie es gut sichtbar an.
- Notieren Sie die drei größten Risiken, die es Ihnen schwer machen, Ihre Konsumziele einzuhalten, und werfen Sie immer wieder einen Blick darauf. Als wichtigste Risiken erweisen sich bei Andreas weiterhin das gesellige Zusam-

mensein mit Freunden (Freitagsgruppe) bzw. seiner Bowlinggruppe und der Stress bei der Arbeit. Bei Bettina kristallisieren sich als größtes Risiko diejenigen Situationen heraus, in denen ihre innere Unruhe und diffusen Ängste eine kritische Schwelle überschreiten und sie sich von ihnen überrollt fühlt.

Tipp

Schauen Sie im Internet (s. Serviceteil am Ende des Buches), ob es in Ihrer Nähe eine Selbsthilfegruppe zum kontrollierten Trinken gibt, und nehmen Sie Kontakt auf.

Andreas und Bettina

» Das Trinktagebuch und die persönliche Motivation sind wichtig.

Andreas: »Ganz ehrlich, mit der Zeit bin ich sehr nachlässig geworden, was das Führen meines Trinktagebuchs betrifft, nach drei Monaten habe ich es dann gar nicht mehr geführt. Mit dem Ergebnis, dass meine SE wieder deutlich anstiegen und mir an einigen Tagen deutliche Ausrutscher passiert sind. Mit der Unterstützung meiner Frau fange ich jetzt wieder an, das Trinktagebuch täglich auszufüllen, was sich sofort ausgezahlt hat: Meine SE gehen jetzt schon drastisch nach unten.«

So bleiben Andreas und Bettina bei dem, was sie vor vielen Wochen eingeführt haben (vgl. Schritt eins): Andreas wird täglich beim Hochfahren seines PCs an seine Beweggründe erinnert, Bettina beim Nutzen ihres Handys.

Andreas hängt folgenden Zettel in sein Arbeitszimmer zuhause: 1. täglich Trinktagebuch führen, 2. vor jedem alkoholischen ein nichtalkoholisches Getränk, 3. bei Freunden, Arbeitskollegen und in der Kegelgruppe: vorher genau Obergrenze festlegen – und langsam trinken.

Bettina heftet ein Blatt folgenden Inhalts in ihr allgemeines Tagebuch, in das sie (fast) jeden Tag persönliche Aufzeichnungen einträgt: 1. Trinktagebuch führen, 2. Freizeit planen und mir bewusst Gutes tun, 3. anderen klar Nein sagen, wenn ich keinen Alkohol trinken möchte.

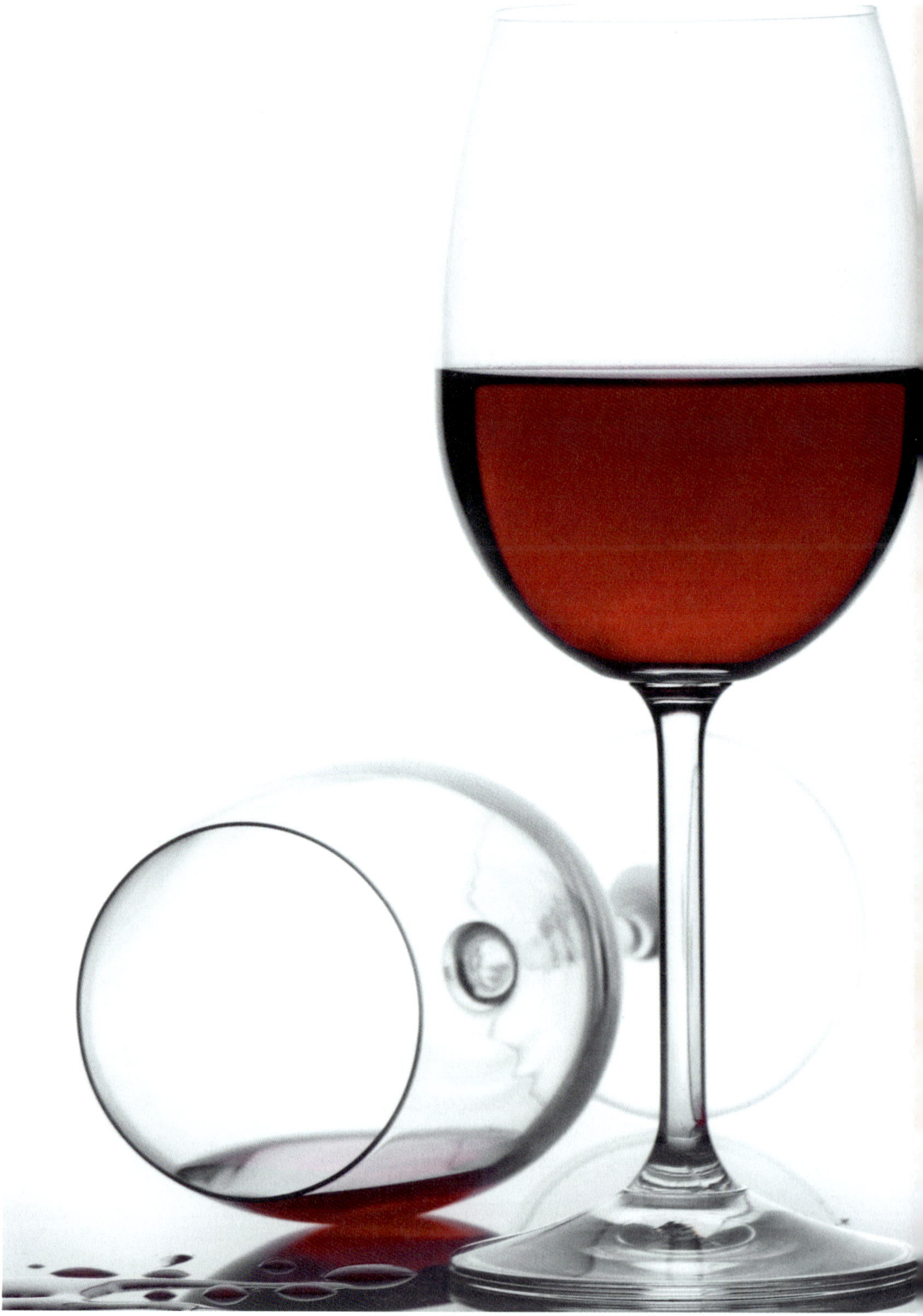

Was habe ich erreicht? Wie geht es weiter?

Wenn Sie Ihren Alkoholkonsum wie im vorigen Buchteil beschrieben heruntergeschraubt haben, steht nach einigen Wochen oder Monaten eine Bilanz an: Haben Sie Ihren Alkoholkonsum so verändert, dass Sie und Ihr Umfeld damit zufrieden sind?

Kontrolliertes Trinken oder Abstinenz?

Wenn Sie das Programm zum kontrollierten Trinken mit allen zehn Schritten umgesetzt haben, dann ist es an der Zeit, Bilanz zu ziehen. Wie sind die letzten Wochen verlaufen, wie hat sich Ihr Alkoholkonsum entwickelt? Einen Überblick können Sie sich leicht verschaffen, indem Sie Ihre Konsumverlaufskurve aufzeichnen. Danach können Sie entscheiden, ob Sie mit dem Ergebnis zufrieden sind oder nicht. Sind Sie nicht zufrieden, sollten Sie Ihre Ziele und Strategien noch einmal überdenken.

Die Konsumverlaufskurve

Andreas und Bettina

» Es motiviert ungemein, den eigenen Erfolg an der Verlaufskurve abzulesen.

Auch Andreas und Bettina haben sich gefragt, ob sie und ihre Familien mit dem Ergebnis ihrer Bemühungen zufrieden sind. Beide haben ihren Alkoholkonsum nun über 14 Wochen hinweg an den Schritten zum kontrollierten Trinken ausgerichtet. Ihren Alkoholkonsum haben sie kontinuierlich im Trinktagebuch festgehalten und die »Verlaufskurve« ausgefüllt (s. Seite 79 und 83). Diese Verlaufskurve gibt einen guten Überblick über das Trinkverhalten über 14 Wochen hinweg.

In die Verlaufskurve tragen Sie zuerst den Tag ein, an dem Sie mit dem Reduktionsprogramm beginnen (bei Andreas und Bettina ist es der 6.1.2020). Anschließend ordnen Sie den Querstrichen auf der linken Seite, an deren Rand »SE« (gemeint sind die SE pro Woche) steht, Zahlenwerte zu. Die 0 ist bereits eingetragen. Als oberste Zahl wählen Sie die Anzahl der wöchentlichen SE, die Sie in manchen Wochen höchstens erreichen. Andreas hat hier 40 gewählt. In der Woche vor Beginn des kontrollierten Trinkens kam er zwar »nur« auf 31,8 SE, aber es kamen auch schon Wochen mit bis zu 40 SE vor, weshalb er die 40 wählt. Zwischen 0 und 40 ergänzt er dann gleichmäßig die dazwischenliegenden Zahlenwerte (2, 4, 6 … 38).

In die Zeile »Wochensumme« (gemeint sind SE pro Woche) tragen Sie den Sum-

Verlaufskurve

6. 1. 2014 bis 12. 4. 2020

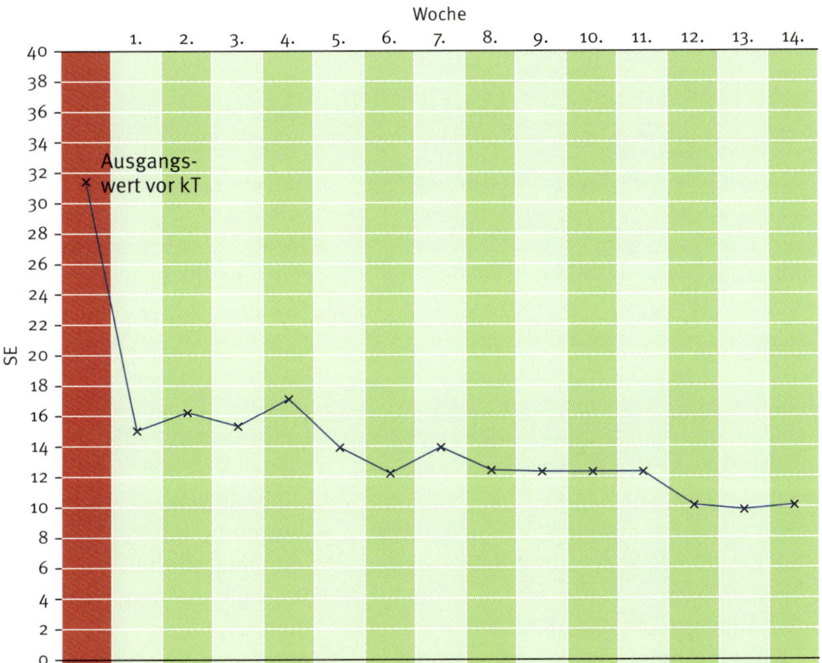

Wochensumme:	31,8	15	16,2	15,3	17,1	13,9	12,2	13,9	12,4	12,3	12,3	12,3	10,1	9,8	10,1
Alkoholfreie Tage:	0	1	1	1	0	2	2	1	2	2	2	2	3	4	3
Tageshöchstmenge:	5,8	4,4	4,2	4,1	6,0	3,0	3,4	3,3	3,5	3,1	3,2	3,2	3,4	3,4	3,4

▲ Verlaufskurve des Alkoholkonsums von Andreas

menwert vor Beginn des kontrollierten Trinkens ein (bei Andreas 31,8) und dann für jede Woche den aktuellen Summenwert (bei Andreas waren es in der ersten Woche 15 SE, in der zweiten Woche 16,2 SE usw.). Für diese Werte (tatsächliche SE pro Woche) bringen Sie darüber einen Punkt an und verbinden die Punkte mit einem Strich. So bekommen Sie einen Überblick darüber, wie sich Ihr Trinkverhalten während des Programms zum kontrollierten Trinken verändert hat.

Die »Verlaufskurve« sieht unter der Wochensumme noch eine Zeile für die tatsächliche Summe der alkoholfreien Tage und die Tageshöchstmenge an SE vor. Für diese beiden Zeilen tragen Sie keine Extra-Kurven ein, damit die Grafik übersichtlich bleibt. Bei Andreas gab es vor dem kontrollierten Trinken keinen Tag ohne Alkohol, deshalb trägt er eine 0 ein, in den drei Wochen darauf folgt jeweils ein abstinenter Tag usw. Seine Tageshöchstmenge in der Woche vor Start der Alkoholreduktion waren 5,8 SE, in der ersten Woche danach 4,4 SE, in der zweiten Woche 4,2

SE usw. Am Ende der Eintragungen fügen Sie das Datum des Tages hinzu, der die 14. Woche abschließt (bei Andreas und Bettina ist es der 12.4.2020).

Das kontrollierte Trinken fortsetzen

Auch wenn sich Ihr Alkoholkonsum auf einen niedrigen Wert eingependelt hat, kann es sinnvoll sein, bei Bedarf wieder einmal auf das Trinktagebuch zurückzugreifen. Wie auch immer Ihre konkrete Umsetzung des kontrollierten Trinkens aussehen mag: Es lohnt sich immer, die folgenden Überlegungen im Auge zu behalten und dem Alkohol keinen zu gewichtigen Stellenwert im eigenen Leben einzuräumen:

- Betrachten Sie den Konsum von Alkohol als kleinen, nicht zentralen Bestandteil Ihres Lebens.
- Trinken Sie nicht täglich Alkohol – legen Sie mindestens zwei alkoholfreie Tage pro Woche ein.
- Trinken Sie zu einem Zeitpunkt oder Anlass nur so viel, dass Sie andere Menschen nicht belästigen oder sich selbst und andere Menschen nicht in Gefahr bringen.
- Trinken Sie nicht vor oder während Aktivitäten, die in alkoholisiertem Zustand Gefahren für Sie oder andere bergen (z. B. Auto fahren, Maschinen bedienen, schwimmen).
- Trinken Sie nicht, um besser mit Belastungen zurechtzukommen.
- Lernen Sie, Stress und Anspannung ohne Alkohol abzubauen.
- Pflegen Sie Hobbys und andere Interessen ohne Alkohol.
- Trinken Sie Alkohol bewusst und mit Genuss.
- Achten Sie darauf, dass Sie sich mit Ihrem Alkoholkonsum wohlfühlen. Alarmzeichen sind heimliches Trinken und häufige Gedanken an Alkohol.

Andreas

» Es ist toll, was ich erreicht habe!

Was hat sich bei Andreas über die ersten 14 Wochen des kontrollierten Trinkens hinweg getan – und wie sieht seine persönliche Bilanz aus? Andreas hat seinen Alkoholkonsum von 31,8 SE vor Beginn des kontrollierten Trinkens auf 10,1 SE in der 14. Woche reduziert – also um etwa 68 Prozent. »Mein Idealziel wären 8 SE pro Woche, mit den 10,1 SE bin ich aber auch hochzufrieden.« Wie vorgesehen, ist er bei drei alkoholfreien Tagen in der 14. Woche angelangt, in der Vorwoche waren es sogar vier. Zwischen drei und vier alkoholfreien Tagen möchte er sich auf Dauer einpendeln. Seine Tageshöchstmenge liegt zurzeit bei 3,4 SE, womit

er zufrieden ist. Zu diesen nüchternen Zahlenwerten kommt hinzu, dass Andreas nicht mehr am Arbeitsplatz und unter der Woche meistens nur noch an zwei Tagen Alkohol trinkt (mittwochs in der Kegelgruppe und freitags mit seinen Freunden). An den Wochenenden konsumiert er zum Essen oder danach zwei bis drei Bier oder ein bis zwei Gläser Wein.
»Ich mag den Geschmack von Alkohol und seine entspannende Wirkung, ganz darauf verzichten möchte ich deshalb nicht darauf. Aber »Frusttrinken« kommt bei mir glücklicherweise kaum noch vor.« In der Auswahl seiner Alkoholika ist er wählerischer geworden. Seine Frau hat ihn in allen Phasen des kontrollierten Trinkens unterstützt und sie ist stolz auf ihrer beider Erfolg.
Andreas hat offenbar den für ihn passenden Weg im Umgang mit Alkohol gefunden und führt das kontrollierte Trinken fort – inklusive Trinktagebuch. Ein halbes Jahr später hält er seinen Alkoholkonsum nicht mehr schriftlich fest, nachdem sich stabile neue Trinkgewohnheiten eingeschliffen haben. Er weiß, dass er jederzeit wieder auf die Hilfsmittel (Trinktagebuch, wöchentliche Zielfestlegung, gezielter Strategieeinsatz, Freizeitwochenplan usw.) zurückgreifen kann und dies auch tun sollte, falls sein Alkoholkonsum doch wieder ansteigen sollte.

Übergang zur Abstinenz

Bettina

» Für mich ist es einen Versuch wert, eine Zeitlang ganz auf Alkohol zu verzichten.

Bettina zieht ebenfalls nach 14 Wochen Bilanz und schaut sich ihre Verlaufskurve an (s. Seite 83). Wie Andreas hat auch sie Fortschritte in ihrer Alkoholreduktion gemacht. Ihr Wochenkonsum ist deutlich zurückgegangen: Gestartet mit 18,6 SE pro Woche hat sie in keiner der folgenden 14 Wochen mehr als 14,5 SE pro Woche getrunken und in acht der 14 Wochen ihren Ausgangswert von 18,6 SE um mehr als 50 Prozent unterschritten. Ebenfalls in acht der 14 zurückliegenden Wochen konnte sie einen alkoholfreien Tag (einmal sogar zwei) einlegen – was in den Jahren zuvor nie der Fall war. Außerdem hat sie an allen Tagen weniger getrunken als in der Vergangenheit.
Auf der anderen Seite wird sichtbar, dass Bettinas Konsumkurve zwar in den ersten Wochen des kontrollierten Trinkens stabil war (zwischen 8,6 und 8,9 SE pro Woche), anschließend aber einmal nach oben, dann wieder nach unten ging. In diesen Schwankungen drückt sich aus, dass Bettina zur Regulation ihrer Stim-

mungsschwankungen immer wieder mehr trinkt, als ursprünglich von ihr geplant. »Damit bin ich sehr unzufrieden, deshalb habe ich gemeinsam mit meiner Psychotherapeutin entschieden, erst einmal ein halbes Jahr gar keinen Alkohol zu trinken und sozusagen »einen Schnitt zu machen«. Mein Mann findet das toll und unterstützt mich dabei, obwohl er auch schon über meine Fortschritte beim kontrollierten Trinken sehr froh war.«

Meine Therapeutin hilft mir bei allen Entscheidungen.

»In der Zeit der Alkoholabstinenz möchte ich lernen, besser mit mir und meinen Gefühlen zurechtzukommen und meine Lebenssituation neu ordnen – ohne immer wieder auf Alkohol als »Ruhigsteller« zurückzugreifen. Nach dem halben Jahr will ich neu entscheiden, wie es mit dem Alkohol weitergehen soll. Falls ich mich wieder fürs kontrollierte Trinken entscheiden sollte, möchte ich das systematisch mithilfe meiner Therapeutin tun. Möglicherweise entscheide ich mich aber auch dafür, zukünftig ganz ohne Alkohol auszukommen. Das ist im Moment noch offen.«

Vielleicht kommen auch Sie zu dem Ergebnis, Ihr zukünftiges Leben ohne Alkohol gestalten zu wollen – vielleicht weil Sie merken, dass Ihnen das kontrollierte Trinken nicht gelingen will oder es Sie zu viel Kraft kostet. Viele Menschen gehen mit Erfolg den Weg der Abstinenz.

Zum Erreichen und Stabilisieren einer abstinenten Lebensweise gibt es viele Hilfsangebote: der Besuch einer Abstinenz-Selbsthilfegruppe, Gespräche in einer psychosozialen Suchtberatungs- oder Behandlungsstelle, mit dem Hausarzt oder in einer Klinikambulanz, eine ambulante oder stationäre Entgiftungs- oder Entwöhnungsbehandlung (s. Serviceteil am Ende des Buches). Sammeln Sie Ihre eigenen Erfahrungen mit dem kontrollierten Trinken – und halten Sie sich den Übergang zur Abstinenz offen.

Für welches Ziel und welchen Weg dorthin Sie sich auch entscheiden: Ihr Bemühen, dem Umgang mit Alkohol eine Wendung zu geben, verdient Anerkennung. Stellen Sie sich auf eine gewisse Zeit der Umstellung ein, denn eingeschliffene Gewohnheiten lassen sich nicht von heute auf morgen abstellen. Und lassen Sie sich auf Ihrem Weg nicht von Ausrutschern oder Rückschlägen entmutigen – sie gehören dazu, müssen aber kein Drama sein, wenn Sie sie nicht zu einem solchen machen.

Verlaufskurve

6. 1. 2014 bis 12. 4. 2020

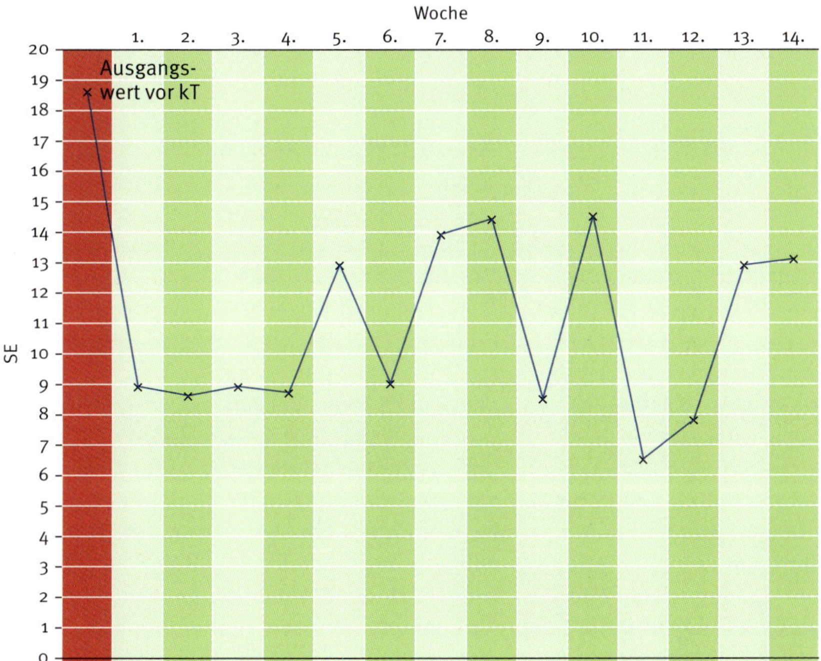

		1.	2.	3.	4.	5.	6.	7.	8.	9.	10.	11.	12.	13.	14.
Wochensumme:	18,6	8,9	8,6	8,9	8,7	12,9	9,0	13,9	14,4	8,5	14,5	6,5	7,8	12,9	13,1
Alkoholfreie Tage:	0	1	1	1	1	0	1	0	0	1	0	2	1	0	0
Tageshöchstmenge:	3,5	2,6	1,9	2,3	2,4	3,4	2,0	2,8	3,1	2,2	2,9	2,2	3,4	2,4	2,9

▲ Verlaufskurve des Alkoholkonsums von Bettina

Weitere Wege zum kontrollierten Trinken

Im Buchteil 2 haben Sie die zehn Schritte kennengelernt, die – gezielt und systematisch angewendet – zu einer stabilen Veränderung Ihrer Trinkgewohnheiten führen können und die sich in internationalen Studien als wirksam erwiesen haben. Vielleicht haben Sie inzwischen diese Schritte in die Tat umgesetzt – und dabei den gewünschten Erfolg erzielt.

Wenn Sie merken, dass Ihnen diese Anregungen zu kurz gehalten sind und Sie gerne genauere Anleitungen und mehr Unterstützung beim Erlernen des kontrollierten Trinkens möchten, können Sie auf drei weitere Möglichkeiten zurückgreifen: Ein ausführliches Selbsthilfeprogramm sowie Gruppen- und Einzelprogramme, die von Fachkräften geleitet werden.

Selbstlernprogramm. Das im deutschsprachigen Raum verbreitetste autodidaktische Programm ist das »10-Schritte-Programm zum Kontrollierten Trinken: Ein Selbstlernmanual zur Alkoholtrinkmengenreduktion« (s. Serviceteil). Falls individueller Klärungs- oder Hilfebedarf bei der Durchführung des Programms entsteht oder Rückmeldungen zum eigenen Veränderungsprozess gewünscht werden, kann begleitend dazu eine kostenfreie telefonische oder schriftliche Beratung in Anspruch genommen werden (s. Serviceteil).

Gruppenprogramme. Im deutschsprachigen Raum weit verbreitet ist das »Ambulante Gruppenprogramm zum kontrollierten Trinken« (AkT). Das AkT umfasst ein bis zwei individuelle Vorgespräche, in denen geprüft wird, ob das Gruppenprogramm im konkreten Fall das sinnvollste Angebot darstellt und wie die Startbedingungen jedes Teilnehmers aussehen (Trinkverhalten, Lebenshintergrund etc.). Den Kern des AkT bilden dann zehn wöchentliche Gruppentermine (max. zwölf Teilnehmende) à zweieinviertel Stunden, die sich an den im Buchteil 2 aufgeführten zehn Schritten orientieren. An den Kosten für die AkT-Teilnahme, die je nach Ort und AkT-Anbieter variieren, beteiligen sich viele Krankenkassen (gemäß § 20 SGB V). Ein gewichtiger Vorteil des AkT besteht darin, dass man im Veränderungsprozess von der Unterstützung anderer Gruppenmitglieder profitieren kann – auch dann noch, wenn die offiziellen Gruppentermine abgeschlossen sind und man sich als »AkT-Selbsthilfegruppe« weiter zusammenfindet.
Das AkT wird von vielen ambulanten Suchtberatungs- und Behandlungsstellen, aber auch niedergelassenen Psychotherapeuten und anderen Berufsgruppen in Deutschland, der Schweiz und Österreich angeboten (s. Serviceteil).

Einzelprogramme. Nicht immer wird eine Gruppe zum Erlernen des kontrollierten Trinkens im näheren Umkreis des eigenen Wohnorts angeboten oder es gibt individuelle Gründe, die eine Gruppenteilnahme erschweren. Für manche Menschen ist es beispielsweise schwierig, die wöchentlichen Gruppentermine regelmäßig wahrzunehmen oder sie wünschen sich eine intensivere Betreuung. Auch kann der Wunsch nach Anonymität zum Beispiel bei »Personen des öffentlichen Lebens« bestehen. In diesen Fällen besteht die Möglichkeit, auf ein Einzelprogramm wie das zehn Sitzungen à 60 Minuten umfassende »Ambulante Einzelprogramm zum kontrollierten Trinken« (EkT) zurückzugreifen (s. Serviceteil). Im EkT können die Inhalte der einzelnen Sitzungen dem individuellen Veränderungsverlauf des Teilnehmers angepasst und die Zeitstruktur flexibel verändert werden (z. B. das Programm auf mehr als zehn Sitzungen ausgedehnt werden).

Weitere Programme. Ein selbstkontrollierter Konsum ist nicht nur bei Alkohol möglich. Auch bei allen anderen Substanzen kann der eigene Konsum gezielt und erfolgreich reduziert werden. Das Einzel- und Gruppenprogramm »Kompetenz im selbstbestimmten Substanzkonsum« (KISS) wurde genau hierfür entwickelt: Es leitet wie beim kontrollierten Trinken Schritt für Schritt zu einer Reduktion an (mit Konsumtagebuch etc.). Der Vorteil: Mehrere Suchtmittel (Alkohol, Zigaretten, illegale Drogen etc.) können in die gezielte, geplante Reduktion einbezogen werden. Weitere Informationen finden Sie unter www.kiss-heidelberg.de.

Speziell für die eigenständige Reduktion des Zigarettenkonsums gibt es das »12-plus-Programm«, ein wissenschaftlich fundiertes Manual zum selbstkontrollierten Rauchen (www.kontrolliertes-rauchen.de). Das Programm leitet in zwölf Schritten zur gezielten Tabakreduktion an und bietet in einem 13. Schritt die Option, das Rauchen komplett hinter sich zu lassen.

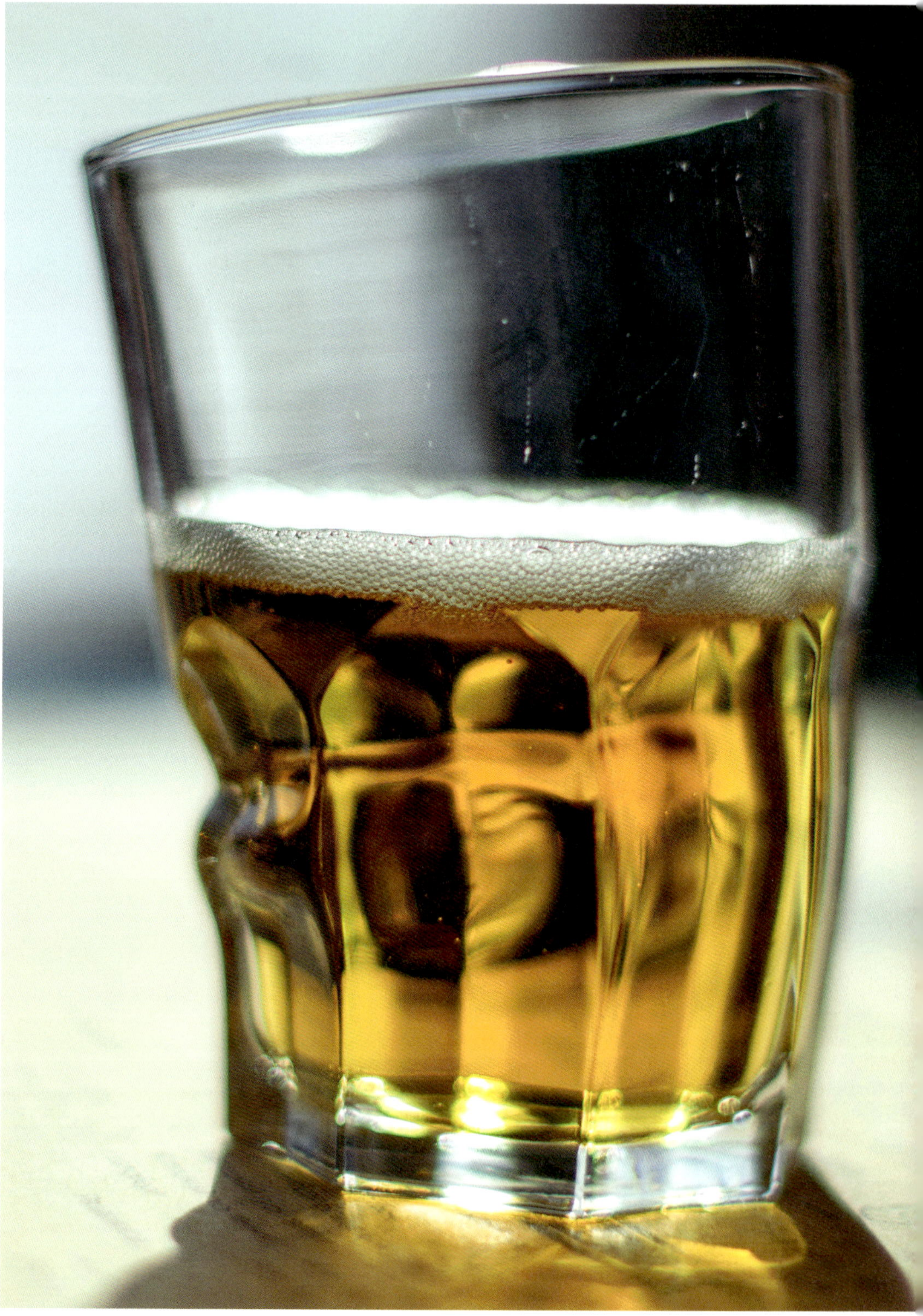

Fakten rund um den Alkoholkonsum

Alkohol ist die am weitesten verbreitete Droge in unserer Gesellschaft. Die gesundheitlichen Folgen und sozialen Konflikte werden meist unterschätzt. Aber wie viel Alkohol ist zu viel? Und wie steht es mit dem Gerücht, Alkohol sei gut für die Gesundheit? Einige Grundinformationen verschaffen Ihnen hier Klarheit.

Wie viel Alkohol trinken die Deutschen eigentlich?

Um ein Gespür dafür zu bekommen, wie viel Alkohol in unserer Gesellschaft fließt, hilft ein Blick auf den durchschnittlichen Alkoholkonsum der Deutschen. Daran lässt sich gut erkennen, welche Mengen sich eingebürgert haben und vielleicht sogar als salonfähig und normal gelten. Es lohnt sich aber, diese kritisch zu hinterfragen.

Zehn bis elf Liter reinen Alkohol trinken die Deutschen jährlich im Durchschnitt. In Österreich und der Schweiz sieht es nicht wesentlich anders aus.

Umgerechnet bedeutet dies: Auf jeden Kopf der deutschen Bevölkerung – Babys, Kinder, Greise eingerechnet – entfallen jährlich

- 11,5 Kästen Bier à 20 Flaschen (bzw. 230 Flaschen Bier zu je 0,5 l) plus
- 27 Flaschen Wein (zu je 0,75 l) plus
- 5 Flaschen Sekt (zu je 0,75 l) plus
- 8 Flaschen Schnaps (zu je 0,7 l).

Wie viele Deutsche trinken zu viel Alkohol?

Aus welchem Blickwinkel man auch draufschaut: Für viele Deutsche erweist sich der Alkohol als Bumerang. Auf der Basis von Bevölkerungsumfragen, in denen der tatsächliche Konsum um vermutlich 40–60 Prozent unterschätzt wird (weil die Befragten zum Teil »geschönte« Aussagen machen und Menschen mit sehr hohem Konsum gar nicht erreicht werden), kann man für die 18- bis 64-Jährigen (= 51,6 Mio. der Gesamtbevölkerung) festhalten:

- 18,1 Prozent (6,7 Mio.) der Deutschen trinken im Durchschnitt täglich mehr als 12 g (Frauen: 19,7 % riskant) bzw. 24 g (Männer: 16,7 % riskant) Alkohol. Dies ist als riskanter Alkoholkonsum einzustufen: Auf Dauer ist selbst bei dieser scheinbar geringen Menge mit körperlichen Erkrankungen – zum Beispiel Krebserkrankungen in Mundhöhle, Rachen, Speiseröhre und Leber – zu rechnen.
- 34,5 Prozent (12,7 Mio.) der Alkoholkonsumenten (24,6 % der Frauen, 42,8 % der Männer) trinken mindestens einmal monatlich bei einem Trinkanlass 70 g oder mehr Alkohol – also zum Beispiel

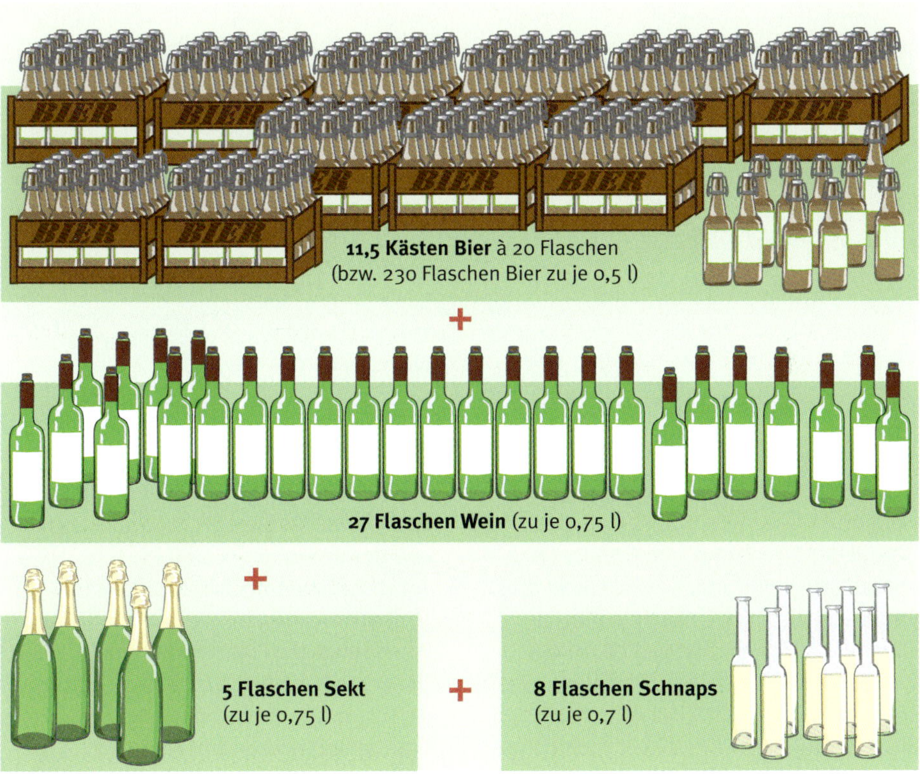

▲ Jährlicher Alkoholkonsum der Deutschen pro Kopf

mehr als eine Flasche Wein am Abend. Diese Konsummengen gehen häufig mit alkoholbezogenen Verletzungen, Unfällen oder Gewaltanwendung einher.

- Bei 2,8 Prozent (1,4 Mio.) der Deutschen ist der Alkoholkonsum als Missbrauch einzustufen – mit deutlichen Geschlechterunterschieden: Bei 4,0 Prozent der Männer und 1,5 Prozent der Frauen liegt Alkoholmissbrauch vor. Das bedeutet, dass schädliche soziale Folgen bereits eingetreten sind, wie etwa Führerscheinverlust, Konflikte im sozialen Umfeld (z. B. Streit mit dem Partner) oder am Arbeitsplatz (alkoholbedingte Fehlzeiten oder Unfälle, Leistungsverschlechterungen, Abmahnung).
- Bei 3,1 Prozent (1,6 Mio.) der erwachsenen Deutschen ist der Missbrauch in eine Alkoholabhängigkeit übergegangen (Männer 4,5 %, Frauen 1,7 %).

Zusammenfassend betrachtet ist bei etwa jedem fünften erwachsenen deutschen Alkoholkonsumenten eine Reduktion des Alkoholkonsums angebracht, da kurz-

oder langfristig gesundheitliche Schäden zu erwarten oder schon eingetreten sind. Eine Reduktion des Alkoholkonsums hätte nicht nur individuelle, sondern auch gesellschaftliche Vorteile: die jährlich 57,04 Milliarden Euro alkoholbedingter volkswirtschaftlicher Kosten könnten dadurch gesenkt werden.

Nicht zu vergessen ist, dass schätzungsweise drei bis fünf Millionen Menschen in enger Gemeinschaft mit Alkoholabhängigen leben – vor allem Partnerinnen und Kinder. Das bei ihnen als Mitbetroffene erzeugte Leid taucht üblicherweise in keiner Statistik auf. Und im Suchtsystem sind Angebote für diesen Personenkreis weiterhin rar.

Alkohol – gut für die Gesundheit?

Alkohol wird in unserer Gesellschaft im Allgemeinen als etwas Positives empfunden: Er ist ein Kulturgut und steht für Geselligkeit, Frohsinn und Genuss (»Ein gutes Glas Wein rundet dieses leckere Essen ab«). Er spielt in sozialen Ritualen eine Rolle, zum Beispiel beim »Begießen« von Geburtstagen, Jubiläen und sportlichen Erfolgen. Und er hilft bei der Bewältigung von Stress, Verlusterlebnissen und psychischen Krisen. Alkohol hat also durchaus eine ganze Reihe positiver Effekte – und diese sollen hier auch nicht kleingeredet werden. Je mehr Alkohol Sie aber trinken, desto größer ist das gesundheitliche Risiko. Alkohol ist nie risikofrei. Sie sollten deshalb bewusst mit Alkohol umgehen. Alkohol schädigt nahezu jedes Gewebe und Organ des Körpers (wie den Magen-Darm-Trakt, das Immunsystem, die Nieren, das Blut) und fördert dadurch das Erkrankungsrisiko (Morbidität) – und zwar in linearer Form: Je mehr Alkohol, desto größer das Risiko einer Schädigung. Bereits der tägliche Konsum von 10 g Alkohol (= eine halbe Flasche Bier, ein kleines Glas Wein oder eineinhalb Schnäpse) erhöht das Risiko einer Krebserkrankung der oberen Atemwege, der Speiseröhre und des Kehlkopfs um 30 Prozent – was durch Rauchen noch verstärkt wird. Wer täglich eine Flasche Wein (= 75–100 g Alkohol) trinkt, steigert dadurch das Risiko für Mundhöhlen- und Rachenkrebs um das 13-Fache. Das Risiko einer Lebererkrankung ist bereits ab einem täglichen Glas Bier oder Wein erhöht – und steigert sich bei Männern bei einer täglichen Flasche Wein um das 14-Fache, bei Frauen sogar noch wesentlich mehr.

Alkohol ist entgegen landläufiger Meinung auch kein geeignetes Mittel zur Senkung des Herzinfarkt- und Schlaganfallrisikos (Mortalität). Lediglich bei zwei Personengruppen können geringe Alkoholmengen das entsprechende Risiko möglicherweise verringern, aber auch das ist umstritten: Das sind zum einen Menschen, die bereits einen Herzinfarkt oder Schlaganfall erlitten haben, und zum anderen Senioren über 65 Jahre, sofern sie mehrere Risikofaktoren

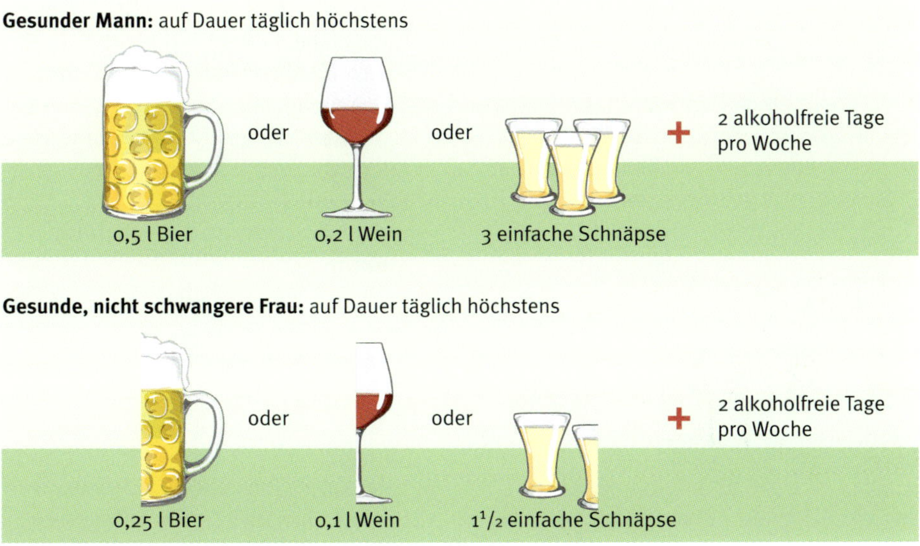

▲ Obergrenzen für einen risikoarmen Alkoholkonsum

für einen Herzinfarkt oder einen Schlaganfall und keinen Bluthochdruck aufweisen. Dennoch: Regelmäßiger Sport hat einen ähnlichen Effekt wie Alkohol und ist wesentlich gesünder. Und: Man treibt durch Alkohol den Teufel mit dem Beelzebub aus, denn selbst wenn sich das Herzinfarkt- und Schlaganfallrisiko durch Alkohol verringern ließe, erhöht man auf der anderen Seite sein Risiko für andere Erkrankungen. Gewonnen hat man dadurch also nichts.

Obwohl Alkohol keineswegs eine Art Medikament, sondern ein Zellgift ist, kommt der Körper der meisten gesunden (!) Menschen bis zu einer bestimmten Grenze mit Alkohol zurecht, ohne zu erkranken. Diese Grenze eines risikoarmen Alkoholkonsums liegt nach Einschätzung der Weltgesundheitsorganisation bei täglich maximal 20 g (Frauen) bzw. 30 g (Männer) reinem Alkohol. Die neuere Forschungslage spricht aber für eine Senkung dieser Obergrenzen: Frauen sollten täglich höchstens 10–12 g, Männer höchstens 20–24 g Alkohol trinken, wenn sie sich auf Dauer nicht schädigen wollen (s. Abb. oben).

Tipp

Zur Verminderung der Gefahr körperlicher Schäden, aber auch um einer schleichenden Abhängigkeitsentwicklung vorzubeugen, sollten wöchentlich mindestens zwei alkoholfreie Tage »eingelegt« werden.

Vollständige Alkoholabstinenz ist darüber hinaus empfohlen:

- bei Menschen, die eine Alkoholabhängigkeit überwunden haben und bereits abstinent leben,

- bei Menschen mit einer Erkrankung, die durch Alkohol verschlimmert werden könnte,
- bei Frauen mit einem genetischen Risiko für Brust- oder Eierstockkrebs,
- bei der Einnahme von Medikamenten, die in unbekannte Wechselwirkung mit Alkohol treten können (z. B. Schlaf-, Schmerz- oder Beruhigungsmittel; vgl. Beipackzettel),
- beim Verrichten gefährlicher Tätigkeiten zu Hause oder bei der Arbeit (z. B. Arbeit an Maschinen), beim Sport (z. B. Schwimmen oder Bergsteigen), bei bestimmten Freizeitaktivitäten und vor oder während des Führens eines Kraftfahrzeugs,
- während der Schwangerschaft und Stillzeit.

Wie berechne ich die Blutalkoholkonzentration?

Alkohol ist unter anderem im Straßenverkehr ein großer Risikofaktor: Bereits ab einer Blutalkoholkonzentration (BAK) von 0,2–0,3 Promille (‰) muss mit Beeinträchtigungen beim Führen eines Kraftfahrzeugs gerechnet werden, die bei höherer Promillezahl immer gravierender werden. Auf Alkohol am Steuer sollte deshalb idealerweise ganz verzichtet werden.

Zu den alkoholbedingten Gefährdungen des Straßenverkehrs gehören:

- falsche Einschätzung von Geschwindigkeiten und Entfernungen (z. B. wird eine Kurve als weniger scharf eingeschätzt, als sie wirklich ist),
- Rückgang der Reaktionsfähigkeit (tritt man bei 50 km/h eine Sekunde später auf die Bremse, vergrößert sich der Bremsweg um 14 m),
- Einengung des Gesichtsfelds (»Tunnelblick«: was von rechts und links kommt, wird nicht mehr ausreichend wahrgenommen),
- langsamere Einstellung auf wechselnde optische Reize (z. B. von Fern- auf Abblendlicht),
- Rotschwäche (rote Ampeln sowie Schluss- und Bremslichter werden schlechter erkannt) usw.

Sinnvoll ist es deshalb, grundsätzlich nur in nicht alkoholisiertem Zustand ein Fahrzeug zu führen – zumal die Fahrleistung zusätzlich beeinträchtigt wird, wenn man müde, körperlich angeschlagen, abgespannt, überarbeitet oder psychisch belastet ist.

Trotzdem wird in vielen Ländern das Fahren unter Alkoholeinfluss bis zu einem bestimmten Limit toleriert. In Deutschland gelten folgende gesetzliche Regelungen:

Ab 0,3 Promille beginnt die relative Fahruntüchtigkeit. Wenn alkoholtypische Ausfallerscheinungen, Fahrfehler oder konkrete Gefährdungen festgestellt werden, erfolgt eine Verurteilung nach

§316 Strafgesetzbuch (StGB: Trunkenheit im Verkehr), und die Fahrerlaubnis wird entzogen.

Ab 0,5 Promille liegt Fahruntüchtigkeit vor, die auch ohne jegliche Auffälligkeit beim Führen des Kraftfahrzeugs eine Ordnungswidrigkeit gem. §24a Straßenverkehrsgesetz (StVG) darstellt und wie folgt geahndet wird: Wenn keine Anzeichen von Fahrunsicherheit vorliegen, wird ein erster Verstoß mit einem Monat Fahrverbot, 500 Euro Bußgeld und zwei Punkten im Verkehrszentralregister belegt. Zweitverstoß: drei Monate Fahrverbot, 1000 Euro Geldbuße, zwei Punkte. Weitere Verstöße: drei Monate Fahrverbot, 1500 Euro Geldbuße, zwei Punkte.

Wenn Anzeichen von Fahrunsicherheit vorliegen, wird der Führerschein entzogen (Sperrfrist sechs Monate bis fünf Jahre oder auf Dauer). Zusätzlich kommt es zu einer Geld- oder Freiheitsstrafe (bis zu fünf Jahre) und einem Eintrag von drei Punkten im Verkehrszentralregister. Wenn es zu einem Unfall kommt, sind zusätzlich Schadensersatz bzw. Schmerzensgeld und Rente an Unfallopfer zu leisten. Nach der zweiten entdeckten Alkoholfahrt wird – unabhängig von der Höhe der BAK – in der Regel eine Medizinisch-Psychologische Untersuchung (MPU) gefordert, um die Fahreignung zu überprüfen.

Ab 1,1 Promille liegt absolute Fahruntüchtigkeit und beim Bedienen eines Pkws oder Motorrads eine Straftat vor (§316 StGB). Die Folge: Fahrerlaubnisentzug für mindestens sechs Monate plus drei Punkte. Ab 1,6 Promille bekommen Sie Ihre Fahrerlaubnis erst zurück, wenn Sie die MPU erfolgreich bestanden haben. Bei alkoholisierter Benutzung eines Fahrrads oder Mofas mit 1,6 Promille und mehr wird die Fahrerlaubnis für den PKW entzogen.

Fahranfänger dürfen seit dem 1. August 2007 gar keinen Alkohol trinken (§24c StVG). Als Fahranfänger gelten alle, die sich in der Probezeit befinden (§2a StVG) oder das 21. Lebensjahr noch nicht vollendet haben. Bei einem Verstoß kommt es zu einer Geldbuße von 250 €, einem Punkt im Verkehrszentralregister, Teilnahmepflicht an einem Aufbauseminar und Verlängerung der Probezeit.

Am besten ist es natürlich nicht nur für Fahranfänger, vor (und selbstverständlich während) dem Führen eines Kraftfahrzeugs keinen Alkohol zu trinken. Falls Sie darauf dennoch nicht verzichten wollen, sollten Sie zumindest Ihre BAK berechnen bzw. diese abschätzen können, bevor Sie ein Kraftfahrzeug führen. Dazu dient die sogenannte Widmark-Formel (s. Seite 94).

Die nach der Widmark-Formel berechnete BAK stellt einen Annäherungswert dar. Je nachdem, wie voll der Magen ist, wie es um das Allgemeinbefinden, den Körperfettanteil und andere Faktoren steht, kann die tatsächliche BAK durchaus höher ausfallen. So empfiehlt es sich zum Beispiel ab 55 Jahren, eine um 20 Prozent höhere BAK als die gemäß der Formel berechnete

WICHTIG

Die Blutalkoholkonzentration (BAK)

Nach der Widmark-Formel berechnet man die Blutalkoholkonzentration BAK (in ‰) wie folgt:

BAK = A : (p × r)

A = aufgenommener Alkohol (g)

p = Körpergewicht (kg)

r = feststehender Faktor, beim Mann 0,7, bei der Frau 0,6

Ein Beispiel: Andreas wiegt 75 kg. Er trinkt auf nüchternen Magen eine Flasche Bier (0,5 l) und nimmt auf diese Weise ca. 20 g reinen Alkohol zu sich. Seine BAK beträgt dann rechnerisch nach kurzer Zeit 20 : (75 × 0,7) = 0,38 Promille.

Da ein Teil des zugeführten Alkohols nicht in den Blutkreislauf gelangt (sogenanntes »Resorptionsdefizit«), ist der Wert von 0,38 zu verringern. Wenn man ein mittleres Resorptionsdefizit von 15 Prozent zugrunde legt, beläuft sich die BAK bei Andreas auf ca. 0,32 Promille (0,38–15 % = 0,32).

zugrunde zu legen. Der Grund: Das Körperfett nimmt mit dem Alter zu und der Wassergehalt ab, weshalb sich der Alkohol nicht mehr so gut im Körper verteilen kann und eine höhere BAK entsteht. Das Gleiche gilt bei Übergewicht: Die »überflüssigen Pfunde« können nicht in die Berechnung der BAK einbezogen werden, da sie weder für den Auf- noch den Abbau der BAK eine Rolle spielen.

Um eine realistische Zahl zu erhalten, legen Sie daher der Berechnung der BAK Ihr Normalgewicht und nicht Ihr tatsächliches Gewicht zugrunde.

Der Alkohol wird zu etwa 95 Prozent in der Leber abgebaut, und zwar recht konstant in einer Größenordnung von etwa 8 g Alkohol pro Stunde, was ein Absinken der BAK um ca. 0,15 Promille/Stunde bedeutet. Das entspricht etwa der Menge von 0,2 Liter Bier. In die Berechnung der BAK geht somit noch ein, wie lange der Alkoholkonsum zurückliegt.

Die beiden Tabellen auf den Seiten 96–99 zeigen – ohne zum Taschenrechner greifen zu müssen – getrennt für Frauen und Männer die BAK-Werte für verschiedene Gewichtsklassen. Außerdem werden vier verschiedene Zeitpunkte nach Ende des Alkoholkonsums (kurz nach dem Trinken sowie ein, zwei und drei Stunden später) und zehn verschiedene Trinkmengen (von ein bis zehn Standardeinheiten; eine Standardeinheit entspricht 20 g Alkohol = 0,5 l Bier oder 0,2 l Wein oder drei Schnäpse) unterschieden.

Drei Beispiele:

» Die Blutalkoholkonzentration variiert je nach Geschlecht, Gewicht und vergangener Zeit.

- Bettina: Sie wiegt 55 kg und hat am Dienstagnachmittag in kurzer Zeit zwei Gläser Sekt getrunken (2 × 0,1 l, 12,5 % Vol. = eine Standardeinheit [SE]). Zwanzig Minuten später fällt ihr ein, dass sie vergessen hat, etwas einzukaufen. Sie steigt in ihr Auto und fährt in die Stadt. Ihre BAK wird während der Fahrt bei 0,52 Promille liegen und nach einer Stunde immer noch ca. 0,37 Promille betragen. Auch zwei Stunden nach dem Alkoholkonsum wäre noch mit Beeinträchtigungen beim Autofahren zu rechnen (ca. 0,22 ‰).
- Andreas: Sein Körpergewicht beträgt 75 kg und er beginnt beim offiziellen Arbeitsende (16:30 Uhr) aus seinem »großen Flachmann« (0,1 l) Cognac zu trinken. Bis 19 Uhr hat er zwei dieser Flaschen geleert, also insgesamt 0,2 Liter Cognac bzw. zehn einfache Schnäpse zu sich genommen. Um 19:30 Uhr steigt er in seinen Wagen und fährt mit einer BAK von 0,61 Promille nach Hause – was ihn bei einer Alkoholkontrolle den Führerschein kosten würde.
- Jugendliche fahren am Wochenende in die Stadt und »machen Party«. Ein auf sein Gewicht bedachtes Mädchen (sie wiegt 50 kg) trinkt zwischen 19 und 23 Uhr fünf Alcopops (ein Alcopop = ca. 12 g Alkohol, fünf Alcopops = ca. 60 g = 3 SE), sodass sie gegen Ende des Abends geschätzte 1,25 Promille hat.
  Zwei ihrer Freunde (Körpergewicht 70 kg) trinken in derselben Zeit zusammen eine Flasche Schnaps (0,7 l, 40 % Vol. = ca. 11 SE) und vier Bier (je 0,5 l = 2 l = 80 g Alkohol = 4 SE). Jeder von ihnen kommt dann auf insgesamt 7,5 SE und am Ende des Abends auf über zwei Promille.

Frauen: Blutalkoholkonzentration (BAK) in Abhängigkeit von Zeitpunkt nach Alkoholkonsum, Trinkmenge und Körpergewicht

	Blutalkoholkonzentration sofort											
Anzahl SE	40 kg	45 kg	50 kg	55 kg	60 kg	65 kg	70 kg	75 kg	80 kg	85 kg	90 kg	95 kg
1	0,71	0,63	0,57	0,52	0,47	0,44	0,40	0,38	0,35	0,33	0,31	0,30
2	1,42	1,26	1,13	1,03	0,94	0,87	0,81	0,76	0,71	0,67	0,63	0,60
3	2,13	1,89	1,70	1,55	1,42	1,31	1,21	1,13	1,06	1,00	0,94	0,89
4	2,83	2,52	2,27	2,06	1,89	1,74	1,62	1,51	1,42	1,33	1,26	1,19
5	3,54	3,15	2,83	2,58	2,36	2,18	2,02	1,89	1,77	1,67	1,57	1,49
6	4,25	3,78	3,40	3,09	2,83	2,62	2,43	2,27	2,13	2,00	1,89	1,79
7	4,96	4,41	3,97	3,61	3,31	3,05	2,83	2,64	2,48	2,33	2,20	2,09
8	5,67	5,04	4,53	4,12	3,78	3,49	3,24	3,02	2,83	2,67	2,52	2,39
9	6,38	5,67	5,10	4,64	4,25	3,92	3,64	3,40	3,19	3,00	2,83	2,68
10	7,08	6,30	5,67	5,15	4,72	4,36	4,05	3,78	3,54	3,33	3,15	2,98
	Blutalkoholkonzentration nach 1 Stunde											
Anzahl SE	40 kg	45 kg	50 kg	55 kg	60 kg	65 kg	70 kg	75 kg	80 kg	85 kg	90 kg	95 kg
1	0,56	0,48	0,42	0,37	0,32	0,29	0,25	0,23	0,20	0,18	0,16	0,15
2	1,27	1,11	0,98	0,88	0,79	0,72	0,66	0,61	0,56	0,52	0,48	0,45
3	1,98	1,74	1,55	1,40	1,27	1,16	1,06	0,98	0,91	0,85	0,79	0,74
4	2,68	2,37	2,12	1,91	1,74	1,59	1,47	1,36	1,27	1,18	1,11	1,04
5	3,39	3,00	2,68	2,43	2,21	2,03	1,87	1,74	1,62	1,52	1,42	1,34
6	4,10	3,63	3,25	2,94	2,68	2,47	2,28	2,12	1,98	1,85	1,74	1,64
7	4,81	4,26	3,82	3,46	3,16	2,90	2,68	2,49	2,33	2,18	2,05	1,94
8	5,52	4,89	4,38	3,97	3,63	3,34	3,09	2,87	2,68	2,52	2,37	2,24
9	6,23	5,52	4,95	4,49	4,10	3,77	3,49	3,25	3,04	2,85	2,68	2,53
10	6,93	6,15	5,52	5,00	4,57	4,21	3,90	3,63	3,39	3,18	3,00	2,83

	Blutalkoholkonzentration nach 2 Stunden											
Anzahl SE	40 kg	45 kg	50 kg	55 kg	60 kg	65 kg	70 kg	75 kg	80 kg	85 kg	90 kg	95 kg
1	0,41	0,33	0,27	0,22	0,17	0,14	0,10	0,08	0,05	0,03	0,01	0,00
2	1,12	0,96	0,83	0,73	0,64	0,57	0,51	0,46	0,41	0,37	0,33	0,30
3	1,83	1,59	1,40	1,25	1,12	1,01	0,92	0,83	0,76	0,70	0,64	0,59
4	2,53	2,22	1,97	1,76	1,59	1,44	1,32	1,21	1,12	1,03	0,96	0,89
5	3,24	2,85	2,53	2,28	2,06	1,88	1,72	1,59	1,47	1,37	1,27	1,19
6	3,95	3,48	3,10	2,79	2,53	2,32	2,13	1,97	1,83	1,70	1,59	1,49
7	4,66	4,11	3,67	3,31	3,01	2,75	2,53	2,34	2,18	2,03	1,90	1,79
8	5,37	4,74	4,23	3,82	3,48	3,19	2,94	2,72	2,53	2,37	2,22	2,09
9	6,08	5,37	4,80	4,34	3,95	3,62	3,34	3,10	2,89	2,70	2,53	2,38
10	6,78	6,00	5,37	4,85	4,42	4,06	3,75	3,48	3,24	3,03	2,85	2,68
	Blutalkoholkonzentration nach 3 Stunden											
Anzahl SE	**40 kg**	**45 kg**	**50 kg**	**55 kg**	**60 kg**	**65 kg**	**70 kg**	**75 kg**	**80 kg**	**85 kg**	**90 kg**	**95 kg**
1	0,26	0,18	0,12	0,07	0,02	0,00	0,00	0,00	0,00	0,00	0,00	0,00
2	0,97	0,81	0,68	0,58	0,49	0,42	0,36	0,31	0,26	0,22	0,18	0,15
3	1,68	1,44	1,25	1,10	0,97	0,86	0,76	0,68	0,61	0,55	0,49	0,44
4	2,38	2,07	1,82	1,61	1,44	1,29	1,17	1,06	0,97	0,88	0,81	0,74
5	3,09	2,70	2,38	2,13	1,91	1,73	1,57	1,44	1,32	1,22	1,12	1,04
6	3,80	3,33	2,95	2,64	2,38	2,17	1,98	1,82	1,68	1,55	1,44	1,34
7	4,51	3,96	3,52	3,16	2,86	2,60	2,38	2,19	2,03	1,88	1,75	1,64
8	5,22	4,59	4,08	3,67	3,33	3,04	2,79	2,57	2,38	2,22	2,07	1,94
9	5,93	5,22	4,65	4,19	3,80	3,47	3,19	2,95	2,74	2,55	2,38	2,23
10	6,63	5,85	5,22	4,70	4,27	3,91	3,60	3,33	3,09	2,88	2,70	2,53

Männer: Blutalkoholkonzentration (BAK) in Abhängigkeit von Zeitpunkt nach Alkoholkonsum, Trinkmenge und Körpergewicht

	Blutalkoholkonzentration sofort											
Anzahl SE	55 kg	60 kg	65 kg	70 kg	75 kg	80 kg	85 kg	90 kg	95 kg	100 kg	105 kg	110 kg
1	0,44	0,40	0,37	0,35	0,32	0,30	0,29	0,27	0,26	0,24	0,23	0,22
2	0,88	0,81	0,75	0,69	0,65	0,61	0,57	0,54	0,51	0,49	0,46	0,44
3	1,32	1,21	1,12	1,04	0,97	0,91	0,86	0,81	0,77	0,73	0,69	0,66
4	1,77	1,62	1,49	1,39	1,30	1,21	1,14	1,08	1,02	0,97	0,93	0,88
5	2,21	2,02	1,87	1,73	1,62	1,52	1,43	1,35	1,28	1,21	1,16	1,10
6	2,65	2,43	2,24	2,08	1,94	1,82	1,71	1,62	1,53	1,46	1,39	1,32
7	3,09	2,83	2,62	2,43	2,27	2,13	2,00	1,89	1,79	1,70	1,62	1,55
8	3,53	3,24	2,99	2,78	2,59	2,43	2,29	2,16	2,05	1,94	1,85	1,77
9	3,97	3,64	3,36	3,12	2,91	2,73	2,57	2,43	2,30	2,19	2,08	1,99
10	4,42	4,05	3,74	3,47	3,24	3,04	2,86	2,70	2,56	2,43	2,31	2,21
	Blutalkoholkonzentration nach 1 Stunde											
Anzahl SE	**55 kg**	**60 kg**	**65 kg**	**70 kg**	**75 kg**	**80 kg**	**85 kg**	**90 kg**	**95 kg**	**100 kg**	**105 kg**	**110 kg**
1	0,29	0,25	0,22	0,20	0,17	0,15	0,14	0,12	0,11	0,09	0,08	0,07
2	0,73	0,66	0,60	0,54	0,50	0,46	0,42	0,39	0,36	0,34	0,31	0,29
3	1,17	1,06	0,97	0,89	0,82	0,76	0,71	0,66	0,62	0,58	0,54	0,51
4	1,62	1,47	1,34	1,24	1,15	1,06	0,99	0,93	0,87	0,82	0,78	0,73
5	2,06	1,87	1,72	1,58	1,47	1,37	1,28	1,20	1,13	1,06	1,01	0,95
6	2,50	2,28	2,09	1,93	1,79	1,67	1,56	1,47	1,38	1,31	1,24	1,17
7	2,94	2,68	2,47	2,28	2,12	1,98	1,85	1,74	1,64	1,55	1,47	1,40
8	3,38	3,09	2,84	2,63	2,44	2,28	2,14	2,01	1,90	1,79	1,70	1,62
9	3,82	3,49	3,21	2,97	2,76	2,58	2,42	2,28	2,15	2,04	1,93	1,84
10	4,27	3,90	3,59	3,32	3,09	2,89	2,71	2,55	2,41	2,28	2,16	2,06

	Blutalkoholkonzentration nach 2 Stunden											
Anzahl SE	55 kg	60 kg	65 kg	70 kg	75 kg	80 kg	85 kg	90 kg	95 kg	100 kg	105 kg	110 kg
1	0,14	0,10	0,07	0,05	0,02	0,00	0,00	0,00	0,00	0,00	0,00	0,00
2	0,58	0,51	0,45	0,39	0,35	0,31	0,27	0,24	0,21	0,19	0,16	0,14
3	1,02	0,91	0,82	0,74	0,67	0,61	0,56	0,51	0,47	0,43	0,39	0,36
4	1,47	1,32	1,19	1,09	1,00	0,91	0,84	0,78	0,72	0,67	0,63	0,58
5	1,91	1,72	1,57	1,43	1,32	1,22	1,13	1,05	0,98	0,91	0,86	0,80
6	2,35	2,13	1,94	1,78	1,64	1,52	1,41	1,32	1,23	1,16	1,09	1,02
7	2,79	2,53	2,32	2,13	1,97	1,83	1,70	1,59	1,49	1,40	1,32	1,25
8	3,23	2,94	2,69	2,48	2,29	2,13	1,99	1,86	1,75	1,64	1,55	1,47
9	3,67	3,34	3,06	2,82	2,61	2,43	2,27	2,13	2,00	1,89	1,78	1,69
10	4,12	3,75	3,44	3,17	2,94	2,74	2,56	2,40	2,26	2,13	2,01	1,91
	Blutalkoholkonzentration nach 3 Stunden											
Anzahl SE	**55 kg**	**60 kg**	**65 kg**	**70 kg**	**75 kg**	**80 kg**	**85 kg**	**90 kg**	**95 kg**	**100 kg**	**105 kg**	**110 kg**
1	0,00	0,00	0,00	0,00	0,00	0,00	0,00	0,00	0,00	0,00	0,00	0,00
2	0,43	0,36	0,30	0,24	0,20	0,16	0,12	0,09	0,06	0,04	0,01	0,00
3	0,87	0,76	0,67	0,59	0,52	0,46	0,41	0,36	0,32	0,28	0,24	0,21
4	1,32	1,17	1,04	0,94	0,85	0,76	0,69	0,63	0,57	0,52	0,48	0,43
5	1,76	1,57	1,42	1,28	1,17	1,07	0,98	0,90	0,83	0,76	0,71	0,65
6	2,20	1,98	1,79	1,63	1,49	1,37	1,26	1,17	1,08	1,01	0,94	0,87
7	2,64	2,38	2,17	1,98	1,82	1,68	1,55	1,44	1,34	1,25	1,17	1,10
8	3,08	2,79	2,54	2,33	2,14	1,98	1,84	1,71	1,60	1,49	1,40	1,32
9	3,52	3,19	2,91	2,67	2,46	2,28	2,12	1,98	1,85	1,74	1,63	1,54
10	3,97	3,60	3,29	3,02	2,79	2,59	2,41	2,25	2,11	1,98	1,86	1,76

Service-Teil

Kontrolliertes Trinken

Auf der Internetseite www.kontrolliertes-trinken.de der **GK Quest Akademie** (Postanschrift: GK Quest Akademie, Maaßstr. 28, 69123 Heidelberg, Tel. 0 62 21 / 73 92 030) finden Sie umfassende Informationen, Anregungen und Hilfen zum Thema »kontrolliertes Trinken«:

- kostenlose Selbsttests zum Trinkverhalten
- Download leerer Trinktagebücher (Ausgangswerte vor kT, unter »Wege zum kT, Downloads, Trinktagebuch für eine Bestandsaufnahme«)
- Übersicht über die deutschsprachigen Programme zum kontrollierten Trinken, insbesondere das autodidaktische 10-Schritte-Programm, das Ambulante Einzelprogramm (EkT) und das Ambulante Gruppenprogramm (AkT)
- Bestellmöglichkeit des kleinen Pocket-Trinktagebuch-Heftchens, das Eintragungen für 14 Wochen ermöglicht und eine Doppelseite „Verlaufskurve" enthält (unter »Internetshop, Diagnostik und Therapiematerial, Trinktagebuch zum Einstecken«)
- Liste aller Einrichtungen und Fachkräfte, die Programme zum kontrollierten Trinken anbieten. Unter »Hilfe vor Ort« finden Sie, geordnet nach Ländern, Orten und Postleitzahlen, Anschriften von Fachkräften für kontrolliertes Trinken.
- Adressen und Termine von Selbsthilfegruppen zum kontrollierten Trinken
- Links zu weiteren Internetseiten zum Thema kontrollierter Konsum (z. B. kontrolliertes Rauchen)

MEIN FREIZEIT-WOCHEN-PLAN

Montag, den

Freizeit-aktivitäten:

von bis

wo?

mit wem?

Dienstag, den

Freizeit-aktivitäten:

von bis

wo?

mit wem?

Mittwoch, den

Freizeit-aktivitäten:

von bis

wo?

mit wem?

Donnerstag, den

Freizeit-aktivitäten:

von bis

wo?

mit wem?

Freitag, den

Freizeit-aktivitäten:

von bis

wo?

mit wem?

Samstag, den

Freizeit-aktivitäten:

von bis

wo?

mit wem?

Sonntag, den

Freizeit-aktivitäten:

von bis

wo?

mit wem?

Trinktagebuch zur Bestandsaufnahme zu Beginn des Programms: Die Eintragungen zeigen, wie viel und in welchem Rahmen Sie Alkohol trinken, bevor Sie mit dem kontrollierten Trinken beginnen.

Wochentag und Datum	Uhrzeit (Beginn des Alkoholkonsums)	Art und Menge des Alkohols (mit Alkoholprozentangabe)	Anzahl der Standard-einheiten	Ort (zu Hause, im L… am Kiosk usw.)
Mo				
Di				
Mi				
Do				
Fr				
Sa				
So				
Summe der Standardeinheiten in der gesamten Woche:				

Woche vom: ____.____.20____ bis ____.____.20____

esende Personen . Partner/in, Freunde, zufällig esende)	Auslöser (unangenehme oder angenehme Gefühle, bestimmte Gedanken, körperliches Befinden, Gewohnheit usw.)

Pocket-Trinktagebuch: Die Eintragungen zeigen die eigenen Wochenziele und den tatsächlichen Alkoholkonsum in der ersten Woche des kontrollierten Trinkens.

Woche vom: ____.____.20____ bis ____.____.20____

Tag	Uhr-zeit	Art und Menge des Alkohols	Anzahl Ist	Anzahl Plan	Ort/anwesende Personen	Auslöser (Gefühle, best. Gedanken)	✓	–
MO								
DI								
MI								
DO								
FR								
SA								
SO								

Tageshöchstmenge: Plan: Ist: — **Wochensumme:** Plan: Ist: — **Alkoholfreie Tage:** Plan: Ist:

Verlaufskurve des Alkoholkonsums (Gesamtzahl der Standardeinheiten [SE] pro Woche; Anzahl alkoholfreier Tage pro Woche; Tageshöchstmenge [SE] pro Woche)

bis

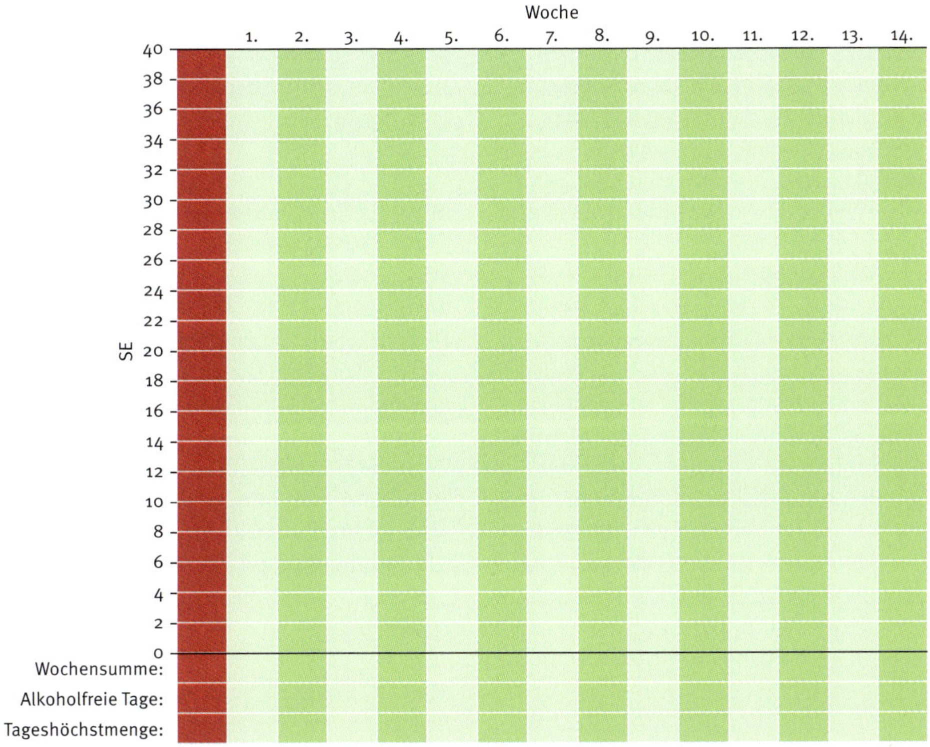

Weiterführende (wissenschaftliche) Literatur

Apodaca TR, Miller WR (2003) **Meta-analysis of the effectiveness of bibliotherapy for alcohol problems.** Journal of Clinical Psychology 59: 289–304. (Die Autoren belegen anhand aller internationalen Forschungsstudien die Wirksamkeit der autodidaktisch, d. h. ohne Suchtfachkraft zu bearbeitenden Programme zum selbstkontrollierten Trinken.)

Fan AZ, Chou SP, Zhang H, Jung J, Grant, BF (2019). **Prevalence and correlates of past year recovery from DSM-5 alcohol use disorder: Results from national epidemiologic survey on alcohol and related conditions-III.** Alcoholism: Clinical and Experimental Research 43: 2406–2420. (Große US-amerikanische Bevölkerungsstudie. Belegt, dass mehr Menschen den Weg aus ihrer Alkoholabhängigkeit durch den Übergang zu einem moderaten Trinkverhalten als durch den Übergang zur Abstinenz finden).

Körkel J (2002) **Kontrolliertes Trinken: Eine Übersicht.** Suchttherapie 3: 87–96. (Übersicht über das Thema mit Hintergrundinformationen)

Körkel J (2006) **Behavioral self-management with problem drinkers: One-year follow-up of a controlled drinking group treatment approach.** Addiction Research & Theory 14: 35–49. (Deutsche Studie zur Wirksamkeit des »Ambulanten Gruppenprogramms zum kontrollierten Trinken (AkT)«)

Körkel J (2015). **Kontrolliertes Trinken bei Alkoholkonsumstörungen: Eine systematische Übersicht. Sucht 61: 147–174.** (Übersicht über den aktuellen wissenschaftlichen Stand zum Thema des kontrollierten Trinkens)

Körkel J (2017). **Kontrolliertes Trinken. Viele Wege führen nach Rom – oder in andere schöne Städte.** Sozialpsychiatrische Informationen 47: 18–22. (Übersicht über Hintergrund, Vorteile, Behandlungsansätze, Wirksamkeit und Verbreitung des kontrollierten Trinkens)

Körkel J (2018). **Zieloffenheit als Grundprinzip in der Arbeit mit Suchtkranken: Was denn sonst?** Rausch 7: 95–103. (Plädiert für die Gleichrangigkeit der Ziele »Abstinenz« und »kontrollierter Konsum« in der Suchtbehandlung).

Mann K, Aubin HJ, Witkiewitz K (2017). **Reduced drinking in alcohol dependence treatment, What is the evidence?** European Addiction Research 23: 219–230. (Übersicht, die anhand verschiedener Studien belegt, dass eine Trinkmengenreduktion auch bei Alkoholabhängigen möglich ist).

Van Amsterdam J, van den Brink W (2013). **Reduced-risk drinking as a viable treatment goal in problematic alcohol use and alcohol dependence.** Journal of Psychopharmacology 27: 987–997 (Zusammenstellung der Befundlage zum reduzierten, kontrollierten Trinken).

Walters GD (2000) **Behavioral self-control training for problem drinkers: A meta-analysis of randomized control studies.** Behavior Therapy 31: 135–149. (Vergleich internationaler Studien zur Wirksamkeit von Abstinenz- und Reduktionsbehandlung.)

Übersichtsliteratur zu Alkohol, Alkoholmissbrauch, Alkoholabhängigkeit

Atzendorf J, Rauschert C, Seitz NN, Lochbühler K, Kraus L (2019). **Gebrauch von Alkohol, Tabak, illegalen Drogen und Medikamenten. Schätzungen zu Konsum und substanzbezogenen Störungen in Deutschland.** Deutsches Ärzteblatt International 116: 577–584. (Repräsentativerhebung zum Substanzkonsum in Deutschland)

Deutsche Hauptstelle für Suchtfragen (Hrsg.) (2020) **Jahrbuch Sucht 2020.** Lengerich: Pabst. (Informiert jährlich neu über die wichtigsten Daten, Fakten, Trends und Anschriften aus dem Suchtbereich.)

Deutsches Krebsforschungszentrum (2017). **Alkoholatlas.** Lengerich: Pabst (Durch viele Abbildungen verdeutlichte Übersicht über Alkoholprodukte, ihre Wirkung auf Körper und Gesundheit, Ausmaß des Alkoholkonsums, Behandlungen etc.; Download unter www.dkfz.de/de/tabakkontrolle/download/Publikationen/sonstVeroeffentlichungen/Alkoholatlas-Deutschland-2017_Doppelseiten.pdf)

Seitz H, Bühringer G (2010). **Empfehlungen des wissenschaftlichen Kuratoriums der DHS zu Grenzwerten für den Konsum alkoholischer Getränke.** Hamm: Deutsche Hauptstelle für Suchtfragen. (Begründet wird die 12g/24g-Grenze für risikoarmen Alkoholkonsum; Download unter https://www.dhs.de/fileadmin/user_upload/pdf/dhs_stellungnahmen/Grenzwerte_Alkoholkonsum_Jul10.pdf)

WDR (2004) **Volksdroge Alkohol.** (Kleine Broschüre mit allgemeinverständlichen Informationen zum Thema Alkohol. Download unter www.wdr.de/tv/applications/fernsehen/wissen/quarks/pdf/Q_Alkohol.pdf)

Hilfen für ein alkoholfreies Leben

Abstinenzselbsthilfegruppen gibt es in nahezu jeder Ortschaft. Die Anschriften finden in den Lokalteilen regionaler Zeitungen oder im Internet. Diese Gruppen bieten Gespräche für eine abstinente Lebensweise an und können weitere Hilfen vermitteln. Auch über die großen Verbände und Dachorganisationen der

Suchthilfe (wie die Deutsche Hauptstelle für Suchtfragen) erhält man Antwort auf alle Fragen, die sich beim Anstreben einer alkoholfreien Lebensweise stellen.

Abstinenz-Selbsthilfeverbände:

- **Anonyme Alkoholiker** (www.anonyme-alkoholiker.de) und **Al-Anon Familiengruppen** (Selbsthilfegruppen für Angehörige und Freunde von Alkoholikern, www.al-anon.de)
- **Blaues Kreuz in Deutschland e.V.** (www.blaues-kreuz.de)
- **Blaues Kreuz in der Evangelischen Kirche Deutschland e.V.** (www.bke-suchtselbsthilfe.de)
- **Deutscher Guttempler-Orden** (I.O.G.T., www.guttempler.de)
- **Freundeskreise für Suchtkrankenhilfe** (www.freundeskreise-sucht.de)
- **Kreuzbund** (www.kreuzbund.de)

Informationen und Adressen zu ambulanter und stationärer Abstinenzbehandlung:

- **Deutsche Hauptstelle für Suchtfragen e.V.** (DHS, www.dhs.de)
- **Fachverband Sucht e.V.** (FVS, www.sucht.de)
- **Bundesverband für stationäre Suchtkrankenhilfe** (buss, https://suchthilfe.de)
- **Österreichischer Suchthilfekompass** (https://suchthilfekompass.goeg.at)
- **Schweizerische Koordinations- und Fachstelle Sucht** (Infodrog, www.infodrog.ch)

Literatur für Angehörige von Alkoholabhängigen

Schmalz U (2015) **Das Maß ist voll – Für Angehörige von Alkoholabhängigen.** Bonn: Balance buch + medien verlag. (Gibt Angehörigen von Alkoholabhängigen Hilfestellung für eine realistische Bestandsaufnahme der familiären Situation, um die eigenen Handlungsmöglichkeiten erkennen und in die Tat umsetzen zu können.)

Register

SERVICE

Liebe Leserin, lieber Leser,

hat Ihnen dieses Buch weitergeholfen? Für Anregungen, Kritik, aber auch für Lob sind wir offen. So können wir in Zukunft noch besser auf Ihre Wünsche eingehen. Schreiben Sie uns, denn Ihre Meinung zählt!

Ihr TRIAS Verlag

Kontakt:
kundenservcie.thieme.de

Lektorat TRIAS Verlag
Postfach 30 05 04
70445 Stuttgart

Besuchen Sie uns auf facebook!
www.facebook.com/mama.mag.trias

Besuchen Sie uns auf facebook!
www.facebook.com/mama.mag.trias

Folgen Sie uns auf Instagram!
www.instagram.com/trias_verlag

Lassen Sie sich inspirieren!
www.pinterest.com/triasverlag

www.trias-verlag.de

Bibliografische Information der Deutschen Nationalbibliothek
Die Deutsche Nationalbibliothek verzeichnet diese Publikation in der Deutschen Nationalbibliografie; detaillierte bibliografische Daten sind im Internet über http://dnb.d-nb.de abrufbar.

Programmplanung: Simone Claß

Redaktion: Monika Naumann
Bildredaktion: Christoph Frick

Umschlaggestaltung und Layout:
CYCLUS · Visuelle Kommunikation, Stuttgart

Bildnachweis:
Umschlagfoto und Bild S. 3: Cover image source:
© ykokamoto/stock.adobe.com
Fotos im Innenteil: S. 4/5, 10, 28, 76, 86
© Igor Dutina/stock.adobe.com
Autorenfoto: Evang. Hochschule Nbg./D. Karmann

Zeichnungen: Christine Lackner, Ittlingen

3., aktualisierte Auflage 2021

TRIAS Verlag in Georg Thieme Verlag KG
Rüdigerstraße 14, 70469 Stuttgart, Germany
www.trias-verlag.de

Printed in Germany

Repro und Satz: Fotosatz Buck, Kumhausen
gesetzt in Adobe InDesign CS5
Druck: AZ Druck und Datentechnik GmbH, Kempten

Gedruckt auf chlorfrei gebleichtem Papier

ISBN 978-3-432-11279-4 3 4 5 6

Auch erhältlich als E-Book:
eISBN (ePub) 978-3-432-11280-0